少林医武功夫疗法系列丛书

浅针无痛疗法

主编 张大勇 陈英晖（中国香港） 张凌岚（中国香港）

中国中医药出版社
·北京·

图书在版编目（CIP）数据

浅针无痛疗法 / 张大勇，陈英晖，张凌岚主编 . —北京：
中国中医药出版社，2020.8
（少林医武功夫疗法系列丛书）
ISBN 978-7-5132-6209-5

Ⅰ . ①浅… Ⅱ . ①张… ②陈… ③张… Ⅲ . ①针灸疗
法 Ⅳ . ① R245

中国版本图书馆 CIP 数据核字（2020）第 069433 号

中国中医药出版社出版

北京经济技术开发区科创十三街 31 号院二区 8 号楼
邮政编码　100176
传真　010-64405750
三河市同力彩印有限公司印刷
各地新华书店经销

开本 787 × 1092　1/16　印张 8　字数 140 千字
2020 年 8 月第 1 版　2020 年 8 月第 1 次印刷
书号　ISBN 978 – 7 – 5132 – 6209– 5

定价　59.00 元
网址　www.cptcm.com

社 长 热 线　010-64405720
购 书 热 线　010-89535836
维 权 打 假　010-64405753

微信服务号　zgzyycbs
微商城网址　https://kdt.im/LIdUGr
官 方 微 博　http://e.weibo.com/cptcm
天猫旗舰店网址　https://zgzyycbs.tmall.com

如有印装质量问题请与本社出版部联系（010-64405510）

丛书总主编简介

张大勇　男，1949年出生，福州人，毕业于上海体育学院。20世纪70年代组建福建专业武术队，任首席教练，培养了许多武术运动员，其中很多人获得过世界冠军；在功夫影片《木棉袈裟》和《中华武术》中担任武术设计、武术指导；曾作为中国少林武术代表团教练出访世界各国，荣获中华人民共和国体育运动委员会三级运动奖章，并多次受表彰、记功和嘉奖。

20世纪80年代末，张大勇作为国家体育运动委员会（现国家体育总局）外派武术专家，任菲律宾国家武术队教练和总统保镖卫队武术教练，为华人及各国友人治病，声名鹊起。他曾为菲律宾前总统、副总统，以及体育署长、某市长和世界卫生组织高级官员治病，受到好评。

他习武60年，行医50年，师从6位名师，传承三代人的经验，为世界手法医学与传统疗法大师，主编《少林医武功夫疗法系列丛书》。他在实践中总结了千万例因脊柱不正引起的疾病的治疗经验，形成少林医武功夫疗法。为推广中医特色疗法，造福民众，张大勇30多年来在世界各地参加各种活动，如高峰论坛、现场教学、示范表演、经验交流、培训学员等，听取报告、经验、交流、讲课和培训者有几万余人，包括各国名医、专家、教授、学者等医学界权威人士，以及大学生、医生、少林寺药局武僧等。医武汇友，走向世界。

陈英晖　男，毕业于福建中医药大学，医学博士，中医世家，三代行医，香港注册中医生；曾任香港医院管理局针灸操作安全指引专家小组成员，仁爱堂综合中医诊所暨香港中文大学中医临床教研中心针灸科高级医生，香港耀中中医针灸诊所主任。

他自幼得到祖父陈应龙（中国当代针灸名家）和父亲陈耀中的手传心授，

学习中医针灸，是陈氏针灸第三代传人。曾跟随福建中医药大学张喜奎教授学习中医（主要学习《伤寒论》），潜心研究中医理论与临床治疗；随吴强教授学习针灸，治疗多种疑难病症；拜中国浅针术专家黄之光老中医为师，学习无创无痛浅针术；随福建针灸名家吴炳煌教授学习；专程前往台湾，向李国政教授学习"董氏奇穴针灸"，成为董氏针灸第四代传人；曾受张大勇大师指导，学习少林医武功夫疗法。多年来，在香港带教中医针灸（无创无痛浅针术），参与总结其祖父及各位老师的中医针灸和少林医武功夫手法医疗经验，编著整理《陈应龙针灸医案医话》《针灸门径》《无痛针灸——浅针疗法》《伤寒门径》《陈亦人医学薪传》《图解医武功夫整脊手法》，2018年开始参与编撰《少林医武功夫疗法系列丛书》。

张凌岚　女，毕业于福建中医药大学，医学硕士，出生于中医世家香港注册中医师，香港耀中针灸研究中心针灸医生。

她师从中国浅针术专家黄之光学习浅针疗法、香港名医陈耀中学习子午针法、张大勇学习少林医武功夫疗法。

多年来在老师悬壶济世思想的熏陶中，她总结经验，编著《医武功夫系列》丛书4册（《功夫指诊》《功夫整脊》《功夫足按》《功夫推拿》），由福建科学技术出版社出版发行。与老师合作编写《无痛针灸——浅针疗法》《针灸门径》，在香港出版发行。总结功夫整脊技术，主编《图解医武功夫整脊手法》，由人民卫生出版社出版发行。2018年开始参与编撰《少林医武功夫疗法系列丛书》。

前 言

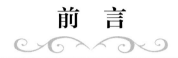

　　中国武术有"坐如钟，站如松，行如风"之说，要求人在坐和站的时候要保持脊柱正直。这不仅在武术技击上有攻防意义，而且对人体健康也十分重要。这是对每个练武者道德品质的要求，不允许卑躬屈膝，要像松树一样有坚韧不拔的意志，站着做人，做事雷厉风行。

　　笔者自幼学武习医，早年跟随鼓山涌泉寺少林和尚达志禅师学习罗汉拳，练习铁拳、铁砂掌，用山中草药"鸟不踏"煎汤浸洗手骨。每天凌晨跟师练功，正值日月交换、雾水蒸发之时，青山古寺云雾漫天，练静坐禅功，吸阴阳之精气，采自然之精髓。

　　笔者有幸拜国家级非物质文化遗产福建地术拳名师、江湖上号称"铁脚九师"的陈依九为师，学习少林地术。少林地术需要常在地上翻滚，特别要对背脊进行训练。陈师父要求徒弟在地上滚翻时，兼做各种跌、扑、摔地等动作，再浸泡在盛有中草药煎成汤水的大木桶中，逐渐将身体练成铁布衫，可以承受棍、棒、掌、脚的攻击。

　　随后，笔者又跟随福建针灸名医黄廷翼、黄之光父子学习传统中医针灸、宇宙轨迹古法灸和气功浅针术，运用龟鹿三圆守丹功和摇转乾坤聚气驭功，修心养息，聚内气练外功，医术得以锤炼。

　　笔者1978年曾担任国家体委武术调研组成员，走访中国十八个省市自治区，在厦门调研时曾拜访厦门市中医院院长、气功针灸名医陈应龙，随其学习灵龟经、一指禅，以及子午深针、出针带功磁场感应补泻法。之后笔者将传统的气功、针灸与发功感应术相结合，聚内气练外功，修心养息，令驭功针灸治疗技术得以发展。

　　笔者后拜入国家级非物质文化遗产南少林骨伤名师林如高、林子顺父子和原福建中医学院副院长、骨伤名家王和鸣教授门下，经各位师父精心指导，擅长正骨疗伤，对各种骨伤疾患的诊断、复位、固定及内外用药等均有独到之处，并在临床中不断淬炼骨伤科疑难疾病治疗经验和现代骨伤医学理论。

笔者毕业于上海体育学院，师从中国体育运动控制论专家徐本力教授，学习运动医学控制理论，并将其与少林武术相结合，以运动损伤医武功夫疗法治疗脊柱疾病等各种疑难病症。

笔者于 20 世纪 70 年代调往福建省体育运动委员会，组建福建省武术队，成为首批福建省体工大队武术专业队教练，为国家培养了许多名世界级武术运动员（很多人获得过世界冠军）。1978 年担任国家体委武术调研组成员时，调查拜访并学习了少林寺、武当山，以及民间的各种武术和医疗秘术，汇总各家（佛家、道家、儒家、医家、武家等）精华，挖掘整理中华传统武术与民间医学瑰宝。笔者曾在功夫影片《木棉袈裟》和《中华武术》中担任武术设计、武术指导，曾中国少林武术代表团（任教练）出访世界各国，荣获中华人民共和国体育运动委员会三级运动奖章，并多次受表彰、记功和嘉奖，2012 年被评为世界手法医学传统疗法大师和资深专家。

20 世纪 80 年代末，笔者作为国家体育委员会外派武术专家，任菲律宾国家武术队教练。曾任菲律宾前总统保镖人员武术教练，在马尼拉从事武术和医术研究，开设中国针灸骨伤整脊专科医院。在菲律宾行医 30 年，为华人和各国友人治病，声名鹊起。曾为菲律宾前总统埃斯特拉达和前副总统色拉瓦·刘礼及总统家人治病，受到好评。在医疗实践中，笔者从武术功夫中提取精华动作，将其运用于整骨理筋和点穴截脉按摩手法中，把传统的武术伤科治疗手法融入现代医学之中，形成了独特的治疗术。2017 年 9 月，笔者受聘为中国嵩山少林药局医武功夫特训传承班执教，传教少林一指禅气功点穴、"铁布衫"基本功、少林医武拳脚疗法和少林功夫整脊疗法。

笔者现任世界医武功夫研究院院长、少林医武功夫学会会长、菲律宾国际骨伤功夫研究会会长、世界手法联盟菲律宾分盟主席、世界手法医学联合会常务副主席、世界中医药联合会骨伤专业委员会常务副会长、海峡南少林手法医学协会总顾问、美国欧亚大学整脊医学院名誉院长、福建省骨伤研究所研究员，曾任世界中医骨伤科联合会副会长兼医武功夫研究会会长、福建省体工大队武术队教练、福建省少林武术馆馆长和香港中医整脊学会荣誉顾问等职。

21世纪，中华文化日益受到世人推崇。受功夫电影的影响，外国友人除学习武术外，也十分重视中国独特的武术医学理论和医武结合手法。世界许多国家的武术团体专程来中国学习武术医学理论。由于各地中医学院、医院的骨伤科医生懂武术者寥寥无几，故笔者将自己数十年来医武结合的心得著述成书：《福建地术》1984年由福建人民出版社出版；《医武功夫系列》丛书，包括《功夫整脊》《功夫指诊》《功夫推拿》《功夫足按》，1994年由福建科学技术出版社出版；2012年编撰《图解医武功夫整脊手法》（《世界手法医学与传统疗法系列丛书》），由人民卫生出版社出版；2019年主编《医武整脊疗法》（《少林医武功夫疗法列丛书》），由中国中医药出版社出版。

嵩山少林寺监院、少林药局主管延琳法师曾赠送笔者《少林医宗武功秘籍》真本10册。这是中国少林寺历代高僧禅武医经历1500年传承的精华，笔者从中获得禅医武功夫的创作灵感，创立了少林医武功夫疗法，包括功夫整脊、无痛浅针、抓筋截脉、摸骨诊病、脊柱正骨、拳脚疗法、禅功养生、自愈练功、理筋推拿、古法艾灸、功夫足道、气功点穴、筷子按摩等，目前已准备申请国家级非物质文化遗产，以承前启后，弘扬中华医武结合的优秀传统，造福黎民大众。

为了便于各位专家、医生及武术界同仁们共同探讨、共同研究，特设以下交流方式：

医武功夫网：www.zhangdayoung.com

联系人：张大勇

电子邮箱：ywgfzdy@163.com

手机：18150802006

微信号：ywgfzdy123

张大勇

2020年1月

引　言

习近平同志指出：中医药学凝聚着深邃的哲学智慧和中华民族几千年的健康养生理念及其实践经验，是中国古代科学的瑰宝，也是打开中华文明宝库的钥匙。

针灸是中医药学不可或缺的一部分，同时也是中医药走向世界最引以为豪的一部分。

针灸是针法与灸法的合成。针法之中又分为深针和浅针。深针是将毫针刺入患者体内；浅针（"锓针"）是刺在患者皮肤表层，几乎无痛感。深针如导弹直达病所，消灭病灶。浅针如原子弹冲击波，直接刺激神经干及淋巴系统，调动免疫系统，抵抗病邪，调节自身。灸法是以艾绒为主要材料，点燃后直接或间接熏灼体表穴位，利用热的刺激来治疗疾病的一种方法。

中医药学是打开中华文明宝库的钥匙，针灸作为中医药中不可缺少的一部分，应当被人们重视。作为古九针之一的浅针却在历史的长河中逐渐销声匿迹，浅针疗法也近乎失传。笔者有幸在年轻的时候拜黄廷翼为师，并得其真传。

黄廷翼（1898—1987），字少梅，福建福州人。1919年毕业于天津新学书院。1955—1972年任福州市人民医院针灸科主任医师，是"福州名医四大金刚之一"。福州市政协委员，中国针灸学会福建省分会理事和顾问。廷翼少年勤学，得痨病咯血，遂潜心于医。师从福建石码名医梁海秋。1926年，在北京跟孟子英学针灸，深得其传。1928年经孟子英介绍，前往沈阳，跟随孟子英师辈夏净庭、韩辉圆学习针灸。夏净庭出身河南商城针灸世家，夫妻均精针灸，其夫人以刺黑珠正中的"睛中"穴特技闻名商城。韩辉圆亦是闻名辽沈的针灸名家。两师合设诊所于沈阳施牛录胡同，廷翼在其诊所，朝夕与奇难病症周旋，深感两师针术诀窍在于善用"人身小天地"的阴阳造化，诚如《针灸大成·灵光赋》

所谓："悟得人身中造化，此歌依旧是筌谛。"两师授翼以世传浅针术及其针灸医案袖珍本。

浅针源于"九针"之一的锝针。其针特色有三：第一，"锋如黍粟之锐"，因浅针针体粗，尖稍锐，故"如黍粟之锐"；第二，"主按脉勿陷"，浅针仅刺皮肤，故"主按脉勿陷"；第三，"以致其气"，浅针施术时多用搔括等手法，使针尖产生麻感于穴内，即"以致其气"。黄廷翼回福州后多以针灸行医，治愈不少疑难病症。

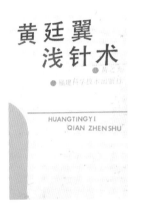

图序-1 《黄廷翼浅针术》1

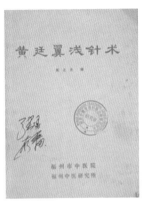

图序-2《黄廷翼浅针术》2

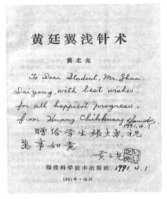

图序-3《黄廷翼浅针术》3

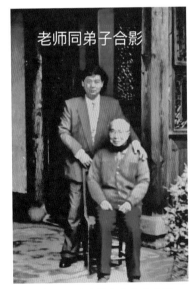

图序-4 张大勇与黄之光合影

廷翼精于禅功，晨夜静坐，五六十年如一日，其针灸疗效与气功有很大关系。福建医学院附属医院经络研究小组曾组织学习黄氏浅针术，对失眠、食欲不振等症均有疗效。其门人在法国、非洲等地用黄氏浅针术治病，疗效亦佳。

黄廷翼著有《黄廷翼浅针术》，1991年由福建科学技术出版社出版（图序-1～图序-3）。

现今《福州市地方志》，第九篇针灸，"福州市近代针灸名师"历史，记载张大勇学习黄氏浅针。

20世纪60年代末，张大勇师从浅针术名

医黄廷翼、黄之光父子（图序-4，图序-5），在福州人民医院针灸科实习。1978年，在福建闽北山区插队做"赤脚医生"四年多。1985年，受聘于福州台江区中医院，为气功点穴医师。

师爷黄廷翼和师父黄之光曾与笔者提起过：浅针原来名为"锟针"，源自宫廷。明朝君王忌讳宫廷之术流入民间，祖师爷便将其改名为浅针，在民间推广。按照辈分来算，黄廷翼便是这宫廷针法的第22代传人。

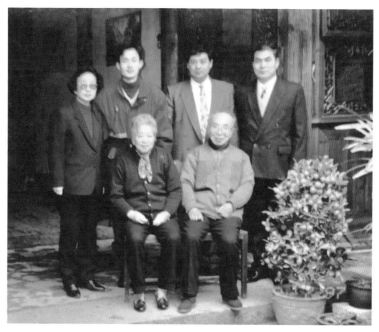

图序-5　20世纪80年代浅针名医黄之光全家与传承弟子张大勇合影

第一代（20代）

梁海秋：闽南石码名医

第二代（21代）

1. 夏净庭：辽宁省沈阳市针灸名家

2. 韩辉圆夫妇：河南省商城县针灸名家

3. 孟子英：北京针灸名家

第三代（22代）

黄廷翼：福州市人民医院针灸科主任医师

第四代（23 代）

1. 黄之光（黄廷翼之子）：福州市人民医院针灸科医师

2. 黄希文（黄廷翼之女）：上海市人民医院针灸科主任医师

3. 宋希珠：福州市人民医院针灸科医师

4. 吴祥官：福州市人民医院针灸科医师

5. 吴泳仁：福州市人民医院针灸科主任医师，3 次参加援外医疗队，用针灸为塞内加尔和博茨瓦纳等国民治病，同时创造针灸戒烟法

6. 林汉清：法国巴黎医师

7. 沈怀宗：台北医师

第五代（24 代）

1. 张大勇：菲律宾骨伤整脊针灸专科政府注册医师，少林医武功夫疗法创办人，香港少林医武功夫学会会长

2. 陈耀中：香港注册中医，福建针灸名家陈应龙授男，香港耀中中医针灸诊所创办人

第六代（25 代）

1. 陈英晖：香港注册中医，福建中医药大学博士研究生，香港耀中中医针灸诊所主任

2. 张凌岚：香港注册中医，福建中医药大学硕士研究生，香港耀中中医针灸诊所副主任

第七代（26 代）

1. 柯玫瑰：厦门市海沧医院康复针灸医师，福建中医药大学硕士研究生

2. 郑立云：福建中医药大学国医堂针灸医师，福建中医药大学硕士研究生

3. 李守璋、韦柏安、郑湛聪、高永樑：广州中医药大学

4. 杨佳兴：辽宁中医药大学杏林学院

张大勇

2020 年 1 月

目 录

第一章

绪　论

第一节　浅针概述

一、浅针简介

浅针源于古代"九针"中的"鍉针"。《灵枢·九针十二原》记载："鍉针者，锋如黍粟之锐，主按脉勿陷，以致其气。"因其以指甲搔爬针柄，以"推"致气，称为"推针"；又以其刺浅，故亦称"浅针"。

《灵枢·九针论》云："必大其身而圆其末。"与普通毫针比较，浅针针身较短、较粗，针柄缠绕着细如细发之银丝，全针粗如麦穗管，头大，末锐（图 1-1-1，图 1-1-2）。①针柄处横断面约为 0.15cm，从针柄走向针身，粗细基本一致。距针尖 0.7～1.0cm 逐渐细小，终至尖末。②全长 6.8～7.8cm，针柄长 4.4～4.7cm，针身长 1.7～3.1cm。

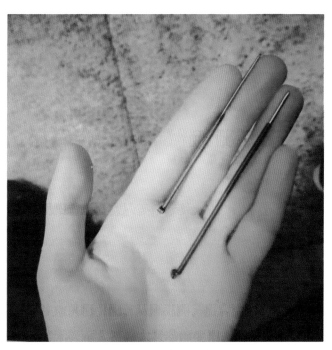

图 1-1-1　浅针图片 1

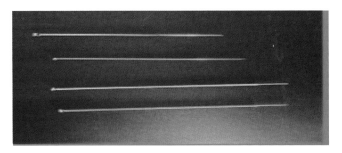

图 1-1-2　浅针图片 2

近十几年，浅针形状略有变化，缠绕针柄之银丝不似原来之细，有些甚至为原来的一倍。医生用指甲搔爬时所产生的震颤频率大大降低，对致气作用有所影响，从疗效着眼仍以原来针型较为理想。

二、浅针治疗特点

《素问·皮部论》云："皮者，脉之部也，邪客于皮则腠理开，开则邪入客于络脉，络脉满则注于经脉，经脉满则入舍于脏腑也。"皮部是机体的卫外屏障，病邪入侵皮部，可内传经脉脏腑。"有诸内者，必形诸外。"内脏有病者，也可反映于皮部。因此，浅针是通过施术于体表比较敏感的十二皮部以达到治疗疾病的目的，治疗疾病时不宜深针入肉，以免邪气内传，使疾病加重，正如《灵枢·九针十二原》所说："针陷脉则邪气出，针中脉则浊气出，针太深则邪气反沉，病益。"

因此，浅针的治疗特点是刺浅、无创、无痛。针不入内而无创，驭功于指而无痛。

三、浅针操作特点

浅针的操作特点是推法以及补泻手法，二者均特定的次数，即"九转十八经"，具体内容详见后文。

浅针操作时力求轻巧，用力时有轻而不浮的感觉。针刺后搔刮针柄使其震颤，要有循经感传之效应。如果用力过猛，患者必有痛感，循经感传亦大大降低，所以医者施治时要全神专注，用心操作。"志"在浅表，以"神"为先，此乃浅针疗法取效之关键，如《素问·宝命全形论》所说："凡刺之真，必先治神……深浅在志，远近若一，如临深渊，手如握虎，神无营于众物。"

第二节 浅针治疗原理

浅针针法，志在浅表，按脉勿陷，以致其气。故浅针疗法可提阳上气，阳升阴至，其又刺于浅表，有温通经络、祛瘀生新、调和气血之妙。古人云："用针之道，以气为主。"《灵枢·九针十二原》说："善用针者，取其疾也，犹拔刺也，犹雪污也，犹解结也，犹决闭也，疾虽久犹可毕也。言不可治者，未得其术也。"《黄廷翼浅针术》一书之序中指出："古时针有九种，而传今者不过二三种，非失传何以至此。"黄廷翼先生曾用浅针术救治过多种疑难病症，如鼓胀、肝癌、子宫癌等，足见浅针疗疾之神效。

浅针通过针尖对穴位所产生的物理性刺激，促进经脉气血循环，调整经脉、脏腑功能平衡，从而达到扶正祛邪、治疗疾病的目的。其与针刺治疗机制基本一致，不同的是，浅针以柔和的连续震颤对十二皮部、浮络和孙络产生刺激，患者的针感虽然不十分明显，但就有效刺激量而言，并不比针刺产生的刺激强度差。浅针的疗效主要通过有效刺激的时间和频率来实现，尤其是皮下组织比较浅薄或有腔隙存在的部位，或有液、气体的部位，如头部、面部、胸腹腔等处，浅针微弱的震颤可产生共振作用，振动波不仅可以以经穴为中心向四周扩散，而且能沿着经脉循行路线感传，达到有效刺激的目的。

此外，在浅针运针过程中，可以寻找经穴敏感点，避开表皮痛反应比较剧烈的部位，如毛束和瘢痕等，达到无创无痛的目的。

西医学认为，浅针治疗时产生的共振，可以调节交感神经，激活机体的防御细胞，改变血管壁的通透性，使白细胞，尤其是巨噬细胞和 T、B 淋巴细胞等从血管移行至组织中，并进入淋巴管和淋巴结，从而起到防病治病作用。美国有研究证明，针灸可以促使机体释放腺苷，针灸后局部腺苷的含量是针灸前的 24 倍甚至更多。腺苷是一种抑制性神经传导物，可以促进睡眠，也能减轻疼痛而起到止痛的效果。

第三节　浅针治病原则

一、补虚泻实

补虚，就是扶助正气；泻实，就是祛除邪气。浅针疗法根据经络与脏腑在生理和病理上相互影响的关系，通过在腧穴或病变部位进行针刺，以"通其经脉，调其血气"，达到治愈疾病的目的。

二、清热温寒

清热，指热证用清法；温寒，指寒证用温法。这与中医治疗原则中的"治寒以热""治热以寒"的意义一样。治热病宜浅刺而疾出，治寒病宜深刺而留针。

三、标本兼治

内为本，外为标；正气为本，邪气为标；病因为本，症状为标；先病为本，后病为标。这是强调标本在辨证论治中的重要性。浅针疗法在临床应用时应缓则治其本、急则治其标和标本兼治。

第四节　浅针操作方法

一、取穴

欲求疗效，先要取穴准确。近代取穴，多从以下几方面找寻，准确而且便利（图 1-4-1，图 1-4-2）。

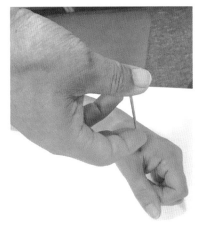
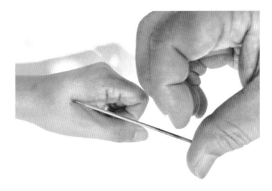

图 1-4-1 取穴手法　　　　　　　　　　　图 1-4-2 取穴手法（斜）

1. 肌肉陷凹处，即肌肉肌腱之间。如臂臑部及大小腿部各大肌群间之经穴，多属此型。

2. 两骨之间，包括各脊柱骨相接之间隙中。

3. 两筋之间。

4. 关节前后，即两骨相去之前后。

5. 动脉应指处。

6. 分肤皱纹，如指、肘、腕、掌、膝、趾等关节之横纹上。

7. 五官周围。

8. 骨缝陷处，一般指单骨之陷下骨缝处，如"少商""鱼腰"等。

《灵枢·九针十二原》载："节之交，三百六十五会，知其要者，一言而终，不知其要，流散无穷。所言节者，神气之所游行出入也，非皮肉筋骨也。"穴位即"节之交"，不在皮、肉、筋、骨，而在其交会处，即所谓的"神气之所游行出入"。依此取穴，将似"知其要者，一言而终"，收到简易准确之效。

临床应注意的是，人体很多穴位，一穴兼具以上几点。如委中穴，集肌肉陷凹处、分肤皱纹、关节前后、动脉应指等于一体。另外，《灵枢》中记载，有些穴位需在特定体位下方能取准或针刺。如曲泽、天井、曲池，应屈肘取之；曲泉、阴谷，应屈足取之；阴陵泉、阳陵泉，应伸足取之。刺上关，应开口；刺下关，应闭口；刺犊鼻，膝宜屈；刺内关、外关，手宜伸。诸如此类穴位，必按其不可违反之取穴体位找寻，否则，针虽入体，但不能入穴，无法取得疗效。

二、进针

1. 揣摸按循

穴位既得，医者以左手指在穴位的左、右、上、下反复揉按，所谓"知为真者，信其左"，即此意。其目的有以下几点：

（1）观察穴位有否压痛或酸痛反应，以及皮肤软硬程度、肤下有否硬节等，从而诊察疾病，筛选穴位。《灵枢·九针十二原》"在腧横居……切之独坚"和《标幽赋》中"取五穴用一穴而必端"皆为此意。

（2）使气血流通，提高疗效。《难经·七十八难》谓："先以左手压按所针荥俞之处，弹而努之，爪而下之。其气之来，如动脉之状，顺针而刺之。"

2. 节爪切

左手拇指甲切于穴上，横竖各一切，成"十"字形甲痕。其作用：

（1）麻痹局部神经，减少进针痛感。

（2）保证针刺稳准，达到"正指直刺，无针左右"之要求。

（3）宣散气血，"左手重而多按，欲令气散"（《标幽赋》）。

针刺时以右手食、中两指夹持针柄顶端，以针尖轻放在爪切之"十"字形甲痕上（注意：拇指不要用力，以免患者产生痛感）。针刺方法有两种，一种为斜刺法，另一种为直刺法。

三、手法

1. 推法

右手拇指轻按针顶，中指甲搔爬针柄（图1-4-3，图1-4-4）。搔爬方向是从针柄下端到顶端，再从顶端到针柄，一般反复搔爬9次，此手法称为"推法"。根据病情轻重与所针穴位，可增加搔爬次数。其作用有以下几方面。

（1）搔爬针柄可以在穴位处产生震颤，由外而内，发生生理电位的变化，为第二步运用补泻手法做准备。

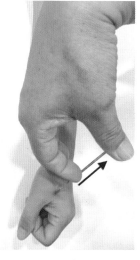

图 1-4-3 推法 1

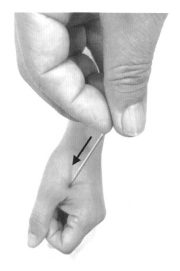

图 1-4-4 推法 2

（2）搔爬产生的震颤，运用适当可消除针刺时的痛感。

2. 补法和泻法（图 1-4-5）

（1）泻法：紧接"推法"之后，针尖仍在穴上。医者右拇、食、中指，似扶似握地松掐针柄。具体要求：三指围掐要"松"，与针柄有些距离，而针又不可脱手；同时将针柄做逆时针方向旋转，一般连续 6 次。

（2）补法：在"推法"之后，针尖仍在穴上。医者以右中、食两指夹住针柄，右拇指按针顶做顺时针方向旋转，一般连续 6 次。

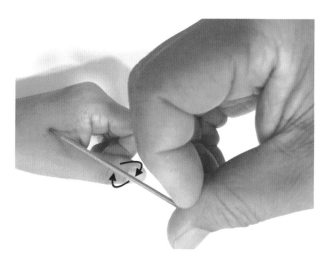

图 1-4-5　补泻手法

第五节 浅针治疗优势病种及注意事项

一、优势病种

《灵枢·官针》云："病在脉气少，当补之者，取之鍉针于井荥分俞。"《古今医统》说："鍉针……脉气虚少宜之。"根据古代文献记载可知，浅针偏补，对虚证、痿证、言语乏力、体质较弱者及幼儿等有良好作用。后来经过不断发展，目前浅针疗法亦适用于实证、热证，现临床常用于失眠、头痛、面瘫、面肌痉挛、三叉神经痛、带状疱疹、神经性耳鸣等疾病的治疗。

二、注意事项

1. 凡治眼，先开百会、风府、风池。若先治眼，则风火易同集于眼内，必致加剧。

2. 凡头部有病则针头部，然连针 3 日后应忌针。无论大小病，针头部后，面色转好，然阳气外泄，故只可针 3 日则止。

3. 凡针合谷、三里，亦可后针，以泻火气。

4. 凡见患者眼白上翻，时翻时止，非正常之翻也，此乃肾绝不治。

5. 乳头禁针，不禁灸。

6. 凡脚气未过膝者，刺承山出血。已过膝者，刺委中出血。

7. 凡遇肋下禁针处生疮者，可以灸代之。

8. 凡治疮，应辨属何经，即寻何经之穴针之。其来路去路，均须开之。

9. 凡治疮，开心俞不开骑竹马，开骑竹马则不开心俞，二者取其一即可。

10. 凡生疮毒，五心潮热者，用雄黄和麻油，以黄纸枚卷之，燃烧周遭，渐围至中心，则去之。如此四五次，神效。但痛疽不效。

11. 书内所列病证，有未详补泻灸壮者，应视其虚实，实则泻之，虚则补之，热则不灸或少灸，寒则灸之。临证时审辨酌定。

12. 书内所列病证，有取穴位多者，系指治此病所取之穴，非一次所取之穴，除急症必须全取或多取外，余则各穴轮开。

13. 鸡爪针刺法多用于大肠俞（鸡爪针：正入一针，左右斜入二针，如鸡足有三爪）。

14. 肾梗痒（此处"肾"指外肾），针刺阿是穴。

15. 伤寒无汗，泻合谷，补复溜；汗多，补合谷，泻复溜。

16. 针刺后五六小时内，不饮冷，不涤冷，但可用温水洗涤及饮用温水。

第六节　浅针与其他针法

一、浅针与深针

浅针是作用于皮肤浅层的穴位点，无创伤、无痛感；深针又称"飞针术"，直入肌肉作用于深层组织，通过连续的有效刺激治疗疾病，刺激强度更大（表1-6-1）。

表 1-6-1　浅针与深针对比

	浅针	深针
作用点	浅层	深层
创伤性疼痛感	无	有
刺激强度	较弱	较强

与普通毫针相比，浅针更粗一些，针柄缠绕着如细发的银丝。传统浅针规格：针长 6.8～7.8cm，针柄长 4.4～4.7cm，针身长 1.7～3.1cm，针柄处横断面约0.15cm。从针柄到针身逐渐细小，针尖微圆。近年来，为更好地适用于临床，浅针针具也进行了改良。全长约9cm，针尖至针根约3cm，针根至针尾约6cm，针尖尖而不锐利，针柄用细铜丝缠绕，针尾由连续5个小圆环缠绕而成。

二、浅针与浮针

浮针与浅针都是刺浅而治深，但浮针讲究横向进针，且所选取的进针点与传统针灸理论关联不大，在进针之后注重扫散及再灌注的过程（表1-6-2）。

表 1-6-2　浅针与浮针对比

	浅针	浮针
进针方向	纵向	横向
手法	推法	扫散及再灌注
指导理论	传统针灸理疗	MTrP（肌筋膜触发点）理论

第二章

经络与穴位概述

第一节 经络节要

一、经络的概念及组成

（一）概念

经者，径也，如道路之主干。络者，网络也，如道路之分支，旁属于主干之小路。经络者，纵横交错，密布全身，内属五脏六腑，外络四肢百骸，用以运行气血，濡养周身。

（二）组成

经络系统由十二经脉、奇经八脉、十五络脉、十二经别、十二经筋、十二皮部及许多孙络、浮络等组成（表2-1-1）。

表 2-1-1　经络系统的组成

经络	经脉	十二经脉	组成：手太阴肺经、手阳明大肠经、足阳明胃经、足太阴脾经、手少阴心经、手太阳小肠经、足太阳膀胱经、足少阴肾经、手厥阴心包经、手少阳三焦经、足少阳胆经、足厥阴肝经 意义：十二脏腑所属的经脉，又称正经 作用：运行气血的主要干道 特点：分手足三阴三阳四组，与脏腑连属，有表里相配，其循环自肺经开始至肝经止，周而复始，循环不息，各经均有专属腧穴
		奇经八脉	组成：督脉、任脉、冲脉、带脉、阳跷脉、阴跷脉、阳维脉、阴维脉 意义：不直接连属脏腑，无表里相配，故称奇经 作用：加强经脉之间的联系，以调节十二经气血 特点：任督两脉随十二经组成循环的通路，并有专属腧穴，其他六脉不随十二经循环，腧穴都依附于十二经脉
		十二经别	组成：足太阳经别、足少阴经别、足少阳经别、足厥阴经别、足阳明经别、足太阴经别、手太阳经别、手少阴经别、手少阳经别、手厥阴经别、手阳明经别、手太阴经别 意义：正经旁出的支脉 作用：加强表里经脉深部的联系，以补十二正经在体内外循环的不足 特点：循环路线走向均由四肢别出，走入深部（胸、腹），复出浅部（头、颈）
		十二经筋	组成：足太阳经筋、足少阳经筋、足阳明经筋、足太阴经筋、足少阴经筋、足厥阴经筋、手太阳经筋、手少阳经筋、手阳明经筋、手太阴经筋、手厥阴经筋、手少阴经筋 意义：十二经脉所属的筋肉体系 作用：联结肢体骨肉，维络周身，主司关节运动 特点：循环走向自四肢末梢走向躯干，终于头身，不入脏腑，多结聚于四肢关节和肌肉丰富之处
		十二皮部	意义：十二经脉所属的皮肤体质 作用：联结皮内，加强十二经脉与体表的联系，是十二经脉在体表一定皮肤部位的反应区 特点：分区基本上和十二经脉在体表的循行部位一致
	络脉	十五络脉	组成：手太阴络脉、手阳明络脉、足阳明络脉、足太阴络脉、手少阴络脉、手太阳络脉、足太阳络脉、足少阴络脉、手厥阴络脉、手少阳络脉、足少阳络脉、足厥阴络脉、任脉络脉、督脉络脉、脾之大络 意义：本经别走邻经而分出的支络部 作用：加强表里阴阳两经的联系与调节 特点：十二经脉和任督两脉各有一个别络，加上脾之大络，共为十五别络
		孙络	络脉最细小的分支，网罗全身
		浮络	位于皮部的络脉

二、经络对人体的作用

（一）生理方面

经络在人体内有运行气血、濡养身体的作用。人体的先天构造及后天资源、生命的活动与经络有着密切的关系。

【要点】

1. 沟通内外，联聚肢体。《灵枢·海论》："夫十二经脉者，内属于腑脏，外络于支节。"

2. 运行气血，营养全身。《灵枢·本脏》："经脉者，所以行血气而荣阴阳，濡筋骨，利关节者也。"

3. 抗御外邪，保卫机体。《灵枢·本脏》："卫气和则分肉解利，皮肤调柔，腠理致密矣。"

（二）病理方面

人体生病，脏腑功能受到影响，阴阳失调，病邪的盛衰使经络产生变化。如《灵枢·邪客》云："肺心有邪，其气留于两肘；肝有邪，其气流于两腋；脾有邪，其气留于两髀；肾有邪，其气留于两腘。"外邪侵入人体，必须通过经络而逐渐深入。如果邪气直伤脏腑，也同样会累及经络。如《灵枢·邪气脏腑病形》说："小肠病者……当耳前热……膀胱病者……肩上热。"

【要点】

1. 由表及里。病邪由皮毛入，内连五脏，散于肠胃。俗云：脚当风，寻郎中；头当风，热烘烘。

2. 由里及表。《素问·脏气法时论》说："肝病者，两胁下痛引少腹，令人善怒……心病者，胸中痛，胁支满，胁下痛，膺背肩胛间痛，两臂内痛。"如循经诊察，穴位疼痛之反应亦是治病之所在。一般疾病的发生是先有内因，后有外因，即所谓"邪之所凑，其气必虚"。这里的"气"主要是指经络之"经气"。因此，经络是疾病传递的重要途径。

（三）诊断方面

经络学说在中医诊断学上的运用是极其重要的。《灵枢·经脉》说："经脉者，所以能决死生，处百病，调虚实，不可不通。"《灵枢·九针十二原》说："五脏有疾也，应出十二原，而原各有所出，明知其原，睹其应，而知五脏之害矣。"《灵枢·卫气》说："能别阴阳十二经者，知病之所生。候虚实之所在者，能得病之高下。"

【要点】

1. 经络诊察

（1）循经诊察以知病所，明病性。

（2）经络原穴之压痛。原穴异常可反映对应脏腑之病症。

2. 按穴诊察

（1）按取要穴：如胃俞压痛可能为胃溃疡、天枢压痛可能为肠痈（肠炎）等。膀胱经上五脏六腑之背俞穴如压痛明显，均可用来诊断脏腑病症或作为参考。

（2）按压阿是穴或经外奇穴：如三阴交穴压痛可能为痢疾、胆囊穴压痛多为胆囊炎、盲肠穴压痛多为盲肠炎等。

由于病情的演变是复杂的，或数经同病，或数病同经。如哮喘中就有肺经和肾经受邪之别。

肺经受邪，肺气壅滞，伴有肺部胀满、咳嗽、掌心热、肩背痛等症状；肾经受邪，则大声作喘，喘时不能平卧，伴心悸、喜睡、足心热乃是阴虚火动，肾不纳气，肺气向上冲逆作喘，并且有时出现咳中带血等症状。

肺经哮喘，多因外感、食积水饮、痰火内阻，导致肺气不降，清肃无权；如哮喘因肾而发，是由于元亏脾虚，肾不纳气。肺经作喘多为实证，肾经作喘多为虚证。

（四）治疗方面

在中医各科的治疗中，虽然治疗手段和方法不同，但多以经络学说作为指导。历代医家对疾病的诊断和治疗，也多不指明用某药或某穴，而是指出应取某经或病在某经而言等。

【要点】

1. 循经取穴，如胃痛取胃经、咳嗽取肺经穴。

2. 刺络取穴，用浅刺或刺血等方法治疗高热、抽搐、气滞、血瘀等。

3. 阿是穴，即痛点，以治疗局部疼痛为主，或筋急、结节等

4. 指导用药，药物归经及引经药等。如咳嗽气喘，川贝、杏仁（入肺经）止咳平喘；肝病胁痛，用青皮、香附（入肝经）疏肝止痛；心悸、神志昏迷，用麝香、石菖蒲苏醒神志（入心经）。又如，中药的五味中，酸入肝，苦入心，辛入肺，甘入脾，咸入肾等。

针灸治疗是一种外治法，直接作用于经穴上；而汤药治疗是一种内治法，通过消化和吸收间接作用于经络，有赖于经络的输送和传导。因此，掌握经络学说，是中医各科临床治疗的重要手段。故俗语有云：治病不明脏腑经络，开口动手便错。

三、十二经脉流注的次序及时间

十二经脉始于肺经（寅时），依次流注于大肠经（卯时）、胃经（辰时）、脾经（巳时）、心经（午时）、小肠经（未时）、膀胱经（申时）、肾经（酉时）、心包经（戌时）、三焦经（亥时）、胆经（子时），终于肝经（丑时），复再交于肺经（寅时）……如此川流不息，如环无端。

第二节　辨证组穴

辨证选穴，先从阴阳着眼，次从五行着手。

一、从阴阳着眼

从阴阳着眼，应注重从阴引阳、从阳引阴，阴病治阳，阳病治阴。

《太极图说》载："无极而太极。太极动而生阳，阳极而静，静而生阴。静极复动。一动一静，互为其根，分阴分阳，两仪立焉。阳变阴合，而生水火木金土，五行顺布。"这说明阴阳生五行，所谓"五行，阴阳也，阴阳，太极也，太极本无极

也"。三阴三阳虽归属于某脏腑，如足太阳经属于膀胱、足少阴经属于肾脏等，但本经穴位均各自通于非本经所属的其他脏腑，如足太阳经虽属于膀胱，五行属水，但经中有肺俞、心俞、肝俞、脾俞、肾俞等。如治夜游症，此病发生在夜间，属阴无疑，因此应该选阳中之阳的足太阳经穴。因肺主魄，故补"肺俞"之旁"魄户"穴；肝存魂，补"肝俞"之旁"魂门"穴。此从阳引阴，阴病治阳之例。又如治失眠症，系阳不入于阴，阴虚为阳所胜，补肺经"太渊"、肾经"太溪"、心包经"大陵"，使金生水，水交于火以安眠。此从阴引阳，阳病治阴之例。

二、从五行着手

疾病大多离不开五脏六腑，或补或泻是生克制化的手段。例如用五行中的"生"的关系作补泻，则补"生我"之"母"为补，泻"我生"之子为泻。明·高武著《针灸聚英》详细列举了补母泻子的取穴方法。

运用"克"的关系达到"制生则化"的目的，则比较复杂。《难经·七十五难》说："东方实，西方虚，泻南方，补北方。"这是说肝实、肺虚，应泻心、补肾。其理由是补水以克火，火被克则不能害金，肺虚可以得救。又"子能令母实"。补水则肺金转实而害金，肺虚可以得救。又火为肝之子，所以泻肝之实。此克中有生，生中有克，体现"有制有生则化"之治法。清·陈士铎著《石宝秘篆·正治法篇》在肺痈治法中阐述隔一隔二隔三的治法，联用治心治脾治肝之药。所谓"隔一"即"我生"关系，如木生火。"隔二"即"我克"关系，如木生火，而火再生土，则木不是生土而是克土。陈士铎所说隔一隔二，也体现了"制生则化"。

用药如此，针灸也是如此。如针灸治劳淋病，热结膀胱。膀胱属水，受制于脾胃之土。针补脾经的合穴阴陵泉，阴经合穴属水，此意味着补土中之水，可以制膀胱之热。另针泻胃经的合穴足三里，阳经合穴属土，泻土中之土，则土不至于克膀胱之水。此用"制生则化"原则，取阴陵、足三里两穴，以治热结膀胱。笔者曾用此法治32年之劳淋，5小时后小便即通畅，此亦制生则化在临床上的应用。

第三节　常用腧穴

一、井穴

阳井金，阴井木

阴经：井［木］→荥［火］→输（原）［土］→经［金］→合［水］

阳经：井［金］→荥［水］→输（原）［木］→经［火］→合［土］

注：阴经输、原同穴，阳经输、原不同穴；凡阴经井穴皆从木开始，阳经井穴皆从金开始。五行中，母穴多为补益，子穴多为泻实。虚则补其母，实则泻其子。

1. 手太阴肺经井穴——少商

位置：手大指端内侧，去爪甲角如韭叶状（图2-3-1）。

主治：咳嗽，咽喉痛，重舌，昏厥（中风昏迷，因气之与血并走于上而成大厥，肺主一身之气，刺之可使气下行）。

方法：针尖向上刺0.1～0.2寸，或三棱针点刺出血；或灸3壮（亦可用艾条灸3分钟），每壮如米粒大小。

按语：阴常不足曰少，肺音曰商。

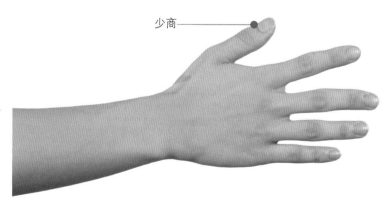

少商

图2-3-1　少商

2. 手阳明大肠经井穴——商阳

位置：手次指内侧，去爪甲角如韭叶状（图2-3-2）。

主治：喉痛，牙痛，热病汗不出，耳聋（外感引起的重听气闭，如耳咽管阻塞等），昏厥。

方法：针尖向上刺0.1～0.2寸或三棱针点刺出血，或灸3壮，或艾条灸3分钟。

按语：商乃肺音。大肠为肺之表经，阳经也。

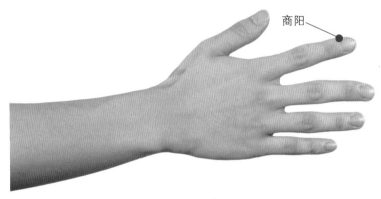

图 2-3-2　商阳

3. 足阳明胃经井穴——厉兑

位置：足第2趾外侧，靠中趾侧，距甲角根0.1寸（图2-3-3）。

主治：喉痛，牙痛，面浮肿，足背肿痛，昏厥。

方法：针尖向上针刺0.1～0.2寸或艾条灸3分钟。

按语：大趾排挤，其形恶厉，经斜通，故名厉（内通之意）。

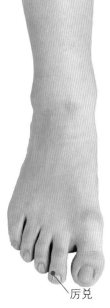

图 2-3-3　厉兑

4. 足太阴脾经井穴——隐白

位置：足大趾内侧，去爪甲角如韭叶状（图 2-3-4）。

主治：血崩，血漏，惊风（小儿消化不良所致），昏厥。

方法：治血崩，可用灯心草蘸油点燃，对准穴位点刺 3 ~ 5 次。

按语：穴隐色白，故名隐白也。

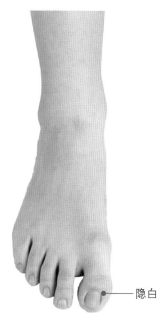

图 2-3-4　隐白

5. 手少阴心经井穴——少冲

位置：手小指内廉之端，去爪甲角如韭叶状（图 2-3-5）。

主治：心痛，胸痛，昏厥。

方法：针 0.1 寸，或灸 3 壮，或艾条灸 3 分钟。

按语：《灵枢》未载，为扁鹊所增。

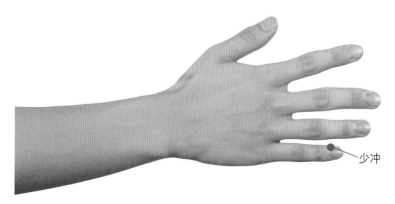

图 2-3-5　少冲

6. 手太阳小肠的井穴——少泽

位置：小指之外端，去爪甲角如韭叶状（图 2-3-6）。

主治：昏厥，头痛，催乳（亦可针乳根，艾条灸膻中）。

方法：针 0.1 寸，灸 3 壮，或三棱针点刺出血，或艾条灸 3 分钟。

按语：两井所出为少，山泽通气故名少泽。

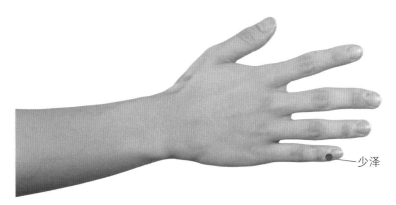

图 2-3-6　少泽

7. 足太阳膀胱经井穴——至阴

位置：足小趾外侧，去爪甲角如韭叶状（图 2-3-7）。

主治：头痛（后头痛尤佳），难产（胎位不正）。

方法：针 0.2 寸，灸 3 壮，或艾条灸 5 分钟，或三棱针点刺出血。

按语：太阳至此已交阴经，故名至阴也。

注：孕妇禁针灸。

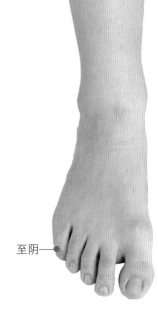

图 2-3-7　至阴

8. 足少经井穴——涌泉

位置：足心陷中，屈足卷趾宛宛中（图 2-3-8）。

主治：头顶痛，失眠（心肾不交，神经衰弱），小儿惊风，中风，呕吐（神经性、顽固性者，可涌泉透陷谷，并可较长时间留针），口疮，鼻衄。

方法：针 0.3 ～ 0.5 寸，或透针，或艾条灸 5 ～ 10 分钟，失眠者临睡前灸之。

按语：肾之井穴，水之所出。生气之脏，先天之本，立命之根也。

注：此穴忌用三棱针点刺出血，致生气外泄。

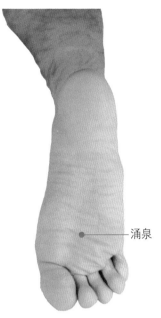

涌泉

图 2-3-8　涌泉

9. 手厥阴心包经井穴——中冲

位置：中指正中前端，爪甲下 0.1 寸（图 2-3-9）。

主治：昏厥，掌中热，舌强不语。

方法：针 1 分，灸一壮，或艾条灸 3 分钟，或三棱针点刺出血。

按语：独居正中，首当其冲。

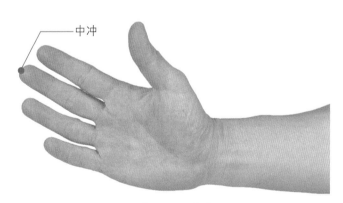

中冲

图 2-3-9　中冲

10. 手少阳三焦经井穴——关冲

位置：手无名指近小指，去爪甲如韭叶状（图 2-3-10）。

主治：口干，头痛，心中闷。

方法：针 0.1 寸或灸 1 壮，或三棱针刺出血，或艾条灸 3 分钟。

按语：关立二冲。

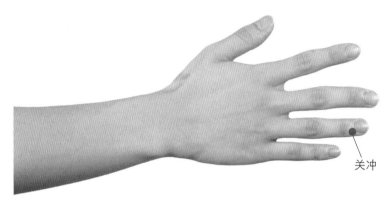

图 2-3-10　关冲

11. 足少阳胆经井穴——足窍阴

位置：第 4 趾外侧，近小趾侧，去爪甲角如韭叶状（图 2-3-11）。

主治：头痛，胁痛，烦热汗不出。

方法：针 0.1～0.2 寸，灸 1 壮，或艾条灸 1 分钟，或三棱针点刺出血。

按语：少阳之下窍，阳根于阴。

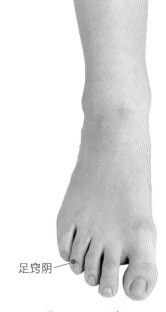

图 2-3-11　足窍阴

12. 足厥阴肝经井穴——大敦

位置：足大趾外侧，近第 2 趾侧，去爪甲角如韭叶状或三毛中（图 2-3-12）。

主治：疝气，血崩，阴缩，头痛。

方法：针 0.1 ～ 0.2 寸，灸 3 ～ 5 壮，或艾条灸 5 ～ 10 分钟。

按语：大趾之端，肉起如敦。（本穴承接阳明经的多气多血，又本经为多血少气之肝经与少血多气之脾经所会，故三经聚集而生三毛矣。）

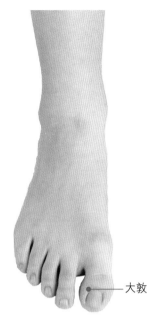

图 2-3-12 大敦

二、原穴

原，指本原之意，内联脏腑，别于五输，独具疗效《灵枢·九针十二原》："五脏有疾，当取之十二原。"每一经的原穴，可代表本经的经气流动情况，治疗时可单取原穴治之。

1. 肺经原穴——太渊

位置：在腕掌横纹桡侧，桡动脉搏动处（图 2-3-13）。

主治：咳嗽，喘息（心脏病引起之喘息效果较差），脉涩或无脉症。

方法：使用推法，推 9 进，灸 6 壮；病情较重者可推 18 进，灸 9 壮。

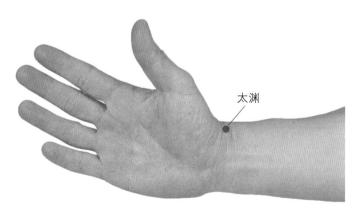

图 2-3-13 太渊

2. 大肠经之原穴—合谷

位置：在手背，第 1、2 掌骨间，当第 2 掌骨桡侧的中点处（图 2-3-14）。

主治：颜面、头、胸腹、胃肠之疾患。

方法：使用推法，推 9 进，灸 6 壮；病情较重者可推 18 进，灸 9 壮。

注意：孕妇禁针。

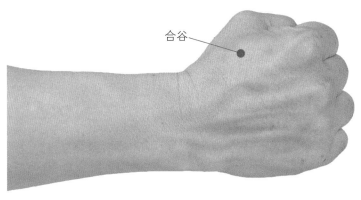

图 2-3-14 合谷

3. 胃经原穴——冲阳

位置：在足背最高处，当姆长伸肌腱和趾长伸肌腱之间，足背动脉搏动处（图 2-3-15）。

主治：一切脾胃病；口眼㖞斜、牙痛；身见寒热、腹坚大、不嗜食；癫、狂、疾患；足跗肿痛。

方法：使用推法，推 9 进，灸 6 壮；病情较重者可推 18 进，灸 9 壮。

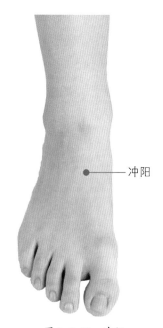

图 2-3-15 冲阳

4. 脾经之原穴——太白

位置：在足内侧缘，当足大趾本节（第 1 跖骨关节）后下方赤白肉际凹陷处（图 2-3-16）。

主治：腹胀（消化不良）；呕吐（配足三里、内关），神经性或顽固性呕吐可取"陷谷"穴也可透穴至涌泉并留针；胃痛（胃痉挛或溃疡）。

方法：使用推法，推 9 进，灸 6 壮；病情较重者可推 18 进，灸 9 壮。

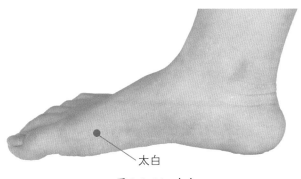

图 2-3-16　太白

5. 心经之原穴——神门

位置：在腕部，腕掌侧横纹尺侧端，尺侧腕屈肌腱的桡侧凹陷处（图 2-3-17）。

主治：精神病（癫狂）；心悸（神经官能症引起的效果好）；心痛；失眠（神经衰弱配三阴交，肝病失眠者配心肝俞、太冲；胃病所致失眠者配内关、足三里、中脘）。

方法：使用推法，推 9 进，灸 6 壮；病情较重者可推 18 进，灸 9 壮。

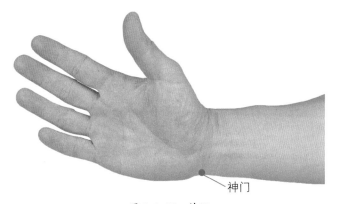

图 2-3-17　神门

6. 小肠经之原穴——腕骨

位置：在手掌尺侧，当第 5 掌骨基底与钩骨之间的凹陷处，赤白肉际（图 2-3-18）。

主治：头痛（外感神经性、血管性等）；肘腕及五指之关节痛；项强。

方法：使用推法，推 9 进，灸 6 壮；病情较重者可推 18 进，灸 9 壮。

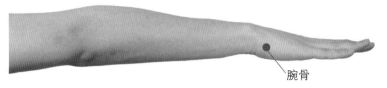

图 2-3-18　腕骨

7. 膀胱经之原穴—京骨

位置：在足外侧部，第 5 跖骨粗隆下方，赤白肉际处（图 2-3-19）。

主治：头痛（高血压者配天柱、后溪，以后头痛为宜）；项强（脑膜炎引起）；腰背髀等酸痛；癫病（可作配穴用）；心肌炎（心胸痛）。

方法：使用推法，推 9 进，灸 6 壮；病情较重者可推 18 进，灸 9 壮。

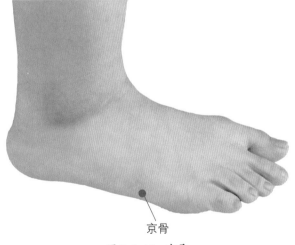

图 2-3-19　京骨

8. 肾经之原穴——太溪

位置：在足内侧，内踝后方，当内踝尖与跟腱之间的凹陷处（图 2-3-20）。

主治：四肢冷厥（热性病所致，此为热病伤津也）；牙痛（肾阴虚所致）；心痛（心脏内膜炎）；咽喉肿痛（咽喉炎，扁桃腺炎，口腔炎等）；腰痛（肾虚）。

方法：使用推法，推 9 进，灸 6 壮；病情较重者可推 18 进，灸 9 壮。

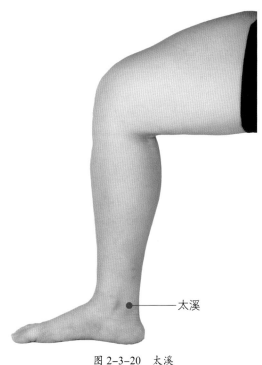

图 2-3-20　太溪

9. 心包经之原穴——大陵

位置：在腕掌横纹的中点处，当掌长肌腱与桡侧腕屈肌腱之间（图2-3-21）。

主治：镇静（喜笑不休，悲泣惊恐）；心痛（如心膜炎，心肌炎引起）；口臭（配水沟效更好）。

方法：使用推法，推9进，灸6壮；病情较重者可推18进，灸9壮。

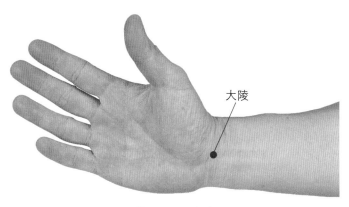

图2-3-21 大陵

10. 三焦经之原穴——阳池

位置：手背第3、4掌骨后，手背腕上陷中（图2-3-22）。

主治：腕关节痛；肩臂不举；口渴、苦臭（口臭口苦配大陵穴）；糖尿病。

方法：使用推法，推9进，灸6壮；病情较重者可推18进，灸9壮。

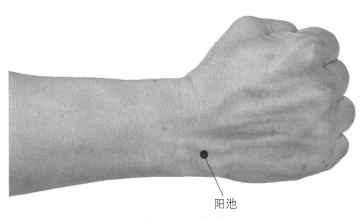

图2-3-22 阳池

11. 胆经之原穴——丘墟穴

位置：在腕背横纹中，当指伸肌腱的尺侧缘凹陷处（图2-3-23）。

主治：胸胁痛（肋间神经痛，可同时配合梅花针叩打胸部正中线，也可配外关及内关穴）。

方法：使用推法，推9进，灸6壮；病情较重者可推18进，灸9壮。

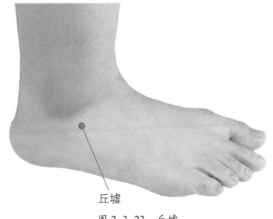

丘墟

图 2-3-23　丘墟

12. 肝经之原穴——太冲

位置：在足背侧，当第1跖骨间隙的后方凹陷处（图2-3-24）。

主治：崩漏（以子宫收缩不全较好）；小儿惊风（高热引起，配合谷穴，合称四关穴可镇静）；疝气（睾丸及副睾丸炎、精索炎等，配大敦穴灸3～5壮）；腰痛（神经性腰痛，腰肌劳损等）。

方法：使用推法，推9进，灸6壮；病情较重者可推18进，灸9壮。

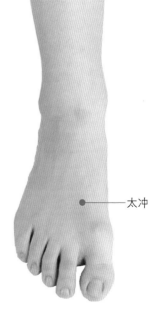

太冲

图 2-3-24　太冲

13. 膏之原穴——鸠尾

位置：人体的心窝正下方，最底下肋骨稍下处（图 2-3-25）。

主治：癫痫；心烦；心痛。

方法：使用推法，推 9 进，灸 6 壮；病情较重者可推 18 进，灸 9 壮。

14. 肓之原穴——气海

位置：位于体前正中线，脐下 1.5 寸（图 2-3-25）。

主治：一切气疾（真气不足，脏虚气惫）；各种肠痛（肠炎，肠出血，慢性阑尾炎）；生殖器疾病（阳痿、遗尿、遗精、月经不调、带下）；卒中虚脱。气海加膏肓及足三里穴，组成补气之要穴。

方法：使用推法，推 9 进，灸 6 壮；病情较重者可推 18 进，灸 9 壮。

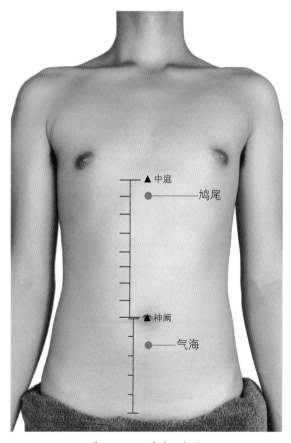

图 2-3-25　鸠尾、气海

三、背俞穴

背部之俞穴（图 2-3-26）治本经本脏、本腑之疾病。

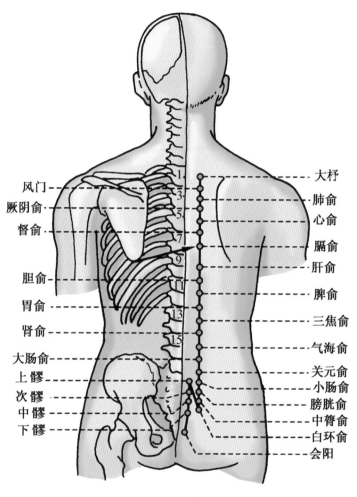

风门
厥阴俞
督俞
胆俞
胃俞
肾俞
大肠俞
上髎
次髎
中髎
下髎

大杼
肺俞
心俞
膈俞
肝俞
脾俞
三焦俞
气海俞
关元俞
小肠俞
膀胱俞
中膂俞
白环俞
会阳

图 2-3-26　背俞穴

1. 肺俞

位置：第 3 胸椎棘突下，旁开 1.5 寸。

主治：一切肺疾。尸骨蒸（肺结核，痨瘵），咳痰喘息；上气喘满（肺炎，慢性支气管炎）。

方法：使用推法，推 9 进，灸 6 壮；病情较重者可推 18 进，灸 9 壮。

2. 厥阴俞（心包络俞）

位置：第 4 胸椎棘突下，旁开 1.5 寸。

主治：胸满心痛（心脏肥大，心外膜炎）；呕吐（神经性呕吐）。

方法：使用推法，推 9 进，灸 6 壮；病情较重者可推 18 进，灸 9 壮。

3. 心俞

位置：第 5 胸椎棘突下，旁开 1.5 寸。又名痨穴。

主治：心脏诸疾。心悸（包括冠状动脉粥样硬化症、心脏神经官能症）；心乱惊惕；失眠（心肝火旺配肝俞、肾俞、太溪）。

方法：使用推法，推 9 进，灸 6 壮；病情较重者可推 18 进，灸 9 壮。

4. 肝俞

位置：第 9 胸椎棘突下，旁开 1.5 寸。

主治：黄疸；失眠；各种眼疾（目赤配睛明、瞳子髎。如慢性长期目赤者，用挑刺疗法，于肝俞穴向脊柱方向，挑破皮下组织见白色如丝纤物为宜，5 ～ 7 条）；夜盲症（雀目配光明穴）；视力模糊；胃痛（胃酸过多、肝气犯胃）；积聚、瘿瘤癥瘕、痞块，七疝；妇科诸疾（经、带、胎、产）；胸痛（肋间神经痛）。

方法：使用推法，推 9 进，灸 6 壮；病情较重者可推 18 进，灸 9 壮。

5. 胆俞

位置：第 10 胸椎棘突下，旁开 1.5 寸。

主治：黄疸（胆囊炎、胆石症引起的黄疸）；痨瘵（肺结核配膈俞，称四花穴灸法）；口苦胁痛。

注：膈俞配肝俞为骑竹马灸法，治一切疮痈、疽疔等。

方法：使用推法，推 9 进，灸 6 壮；病情较重者可推 18 进，灸 9 壮。

6. 脾俞

位置：第 11 胸椎棘突下，旁开 1.5 寸。

主治：腹胀（胃扩张所致）；腹泻（慢性肠炎，结肠炎）；糖尿病（多食身瘦者）。

方法：使用推法，推 9 进，灸 6 壮；病情较重者可推 18 进，灸 9 壮。

7. 胃俞

位置：第 12 胸椎棘突下，旁开 1.5 寸。

主治：配中脘治一切胃疾（俞募配穴）；腹泻（急慢性肠炎）。

方法：使用推法，推 9 进，灸 6 壮；病情较重者可推 18 进，灸 9 壮。

8. 三焦俞

位置：第 1 腰椎棘突下，旁开 1.5 寸。

主治：积聚胃痛（胃痉挛）；腰痛（神经性腰痛，腰肌劳损）。

方法：使用推法，推 9 进，灸 6 壮；病情较重者可推 18 进，灸 9 壮。

9. 肾俞

位置：第 2 腰椎棘突下，旁开 1.5 寸。

主治：肾虚腰痛；小便失常（尿频、尿短、尿血、尿混浊）；阳痿，遗精；月经不调。

方法：使用推法，推 9 进，灸 6 壮；病情较重者可推 18 进，灸 9 壮。

10. 大肠俞

位置：第 4 腰椎棘突下，旁开 1.5 寸。

主治：泄泻（肠炎、痢疾）；便秘；腰痛。

方法：使用推法，推 9 进，灸 6 壮；病情较重者可推 18 进，灸 9 壮。

11. 小肠俞

位置：平第一骶后孔，督脉旁开 1.5 寸，约第 18 椎下旁开 1.5 寸。

主治：腰痛（神经性）；痔疮（痔痛及出血，可用三棱针挑治，以小肠俞为中心，周围可隐约见数红点，挑破治之）；泄泻；便秘。

方法：使用推法，推 9 进，灸 6 壮；病情较重者可推 18 进，灸 9 壮。

12. 膀胱俞

位置：平第 2 骶后孔，督脉旁开 1.5 寸，约第 19 椎下旁开 1.5 寸。

主治：一切膀胱疾病；尿精（于小便前后或大便用力时见数滴白色液体滑出，如前列腺炎）。

方法：使用推法，推 9 进，灸 6 壮；病情较重者可推 18 进，灸 9 壮。

四、募穴

背部膀胱经的俞穴与胸腹部之十二经募穴，相配合应用于临床治疗，称为"俞募配穴"法。两者可以单用，也可以配伍应用，脏腑有病可以取其相应的背部俞穴和募穴；如胃病取胃俞配中脘（中脘为胃之募穴）。背俞穴属阳，募穴属阴，均可直接或间接治疗本脏本腑之疾患。如坐骨神经痛在一般取穴治疗后，可加取中极穴（膀胱经募穴）；心血管疾患可加取关元穴（小肠经募穴），疗效较显著。

1. 肺募——中府

位置：乳头上 3 寸，旁开 2 寸（肺经）（图 2-3-27）。

主治：咳嗽气喘（如肺结核等）；胸胁痛；面颊浮肿（需排除心肾等疾病）。

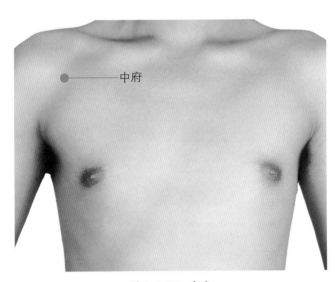

中府

图 2-3-27　中府

浅针无痛疗法

2. 大肠募——天枢穴

位置：脐旁 2 寸（胃经）（图 2-3-28）。

主治：一切消化系统疾患，小儿厌食及慢性病，灸之大效。

3. 胃募——中脘

位置：脐上 4 寸（任脉）（图 2-3-28）。

主治：一切胃肠疾患；胃酸减少（灸之有效），胃酸过多（只针不灸，配足三里针之）。

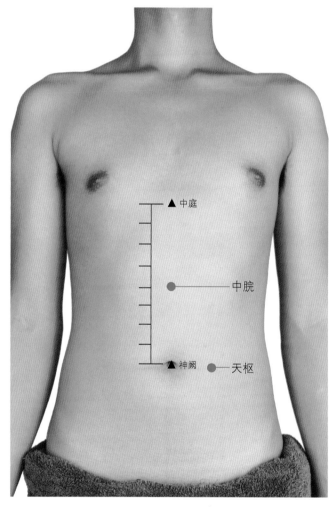

图 2-3-28　天枢、中脘

4.脾募——章门

位置：第 11 肋游离端（肝经）（图 2-3-29）。

主治：肝、胆、脾、胃之疾患。章门穴透神阙穴可治胃下垂。

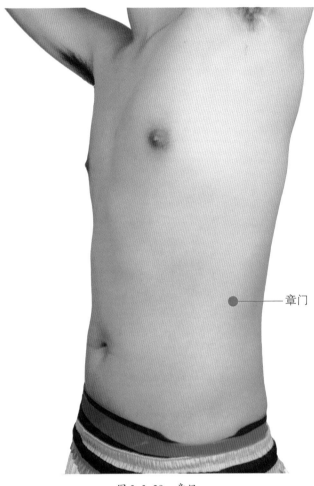

章门

图 2-3-29　章门

浅针无痛疗法

5. 心募——巨阙

位置：脐上6寸（任脉）（图2-3-30）。

主治：心痛；癫惊；狂悸；反胃膈食（横膈膜痉挛）；戒烟（巨阙穴又名烟草点）。

6. 小肠募——关元

位置：脐下3寸（任脉）（图2-3-30）。

主治：泌尿系统、生殖系统疾病；诸虚百损。

7. 膀胱募——中极

位置：脐下4寸（任脉）（图2-3-30）。

主治：遗精、滑精（大便用力时有白色黏液滑出）；阳痿（配关元穴）；妇女带下病；遗尿（膀胱括约肌麻痹）；前列腺炎（淋病、滑精配关元）。

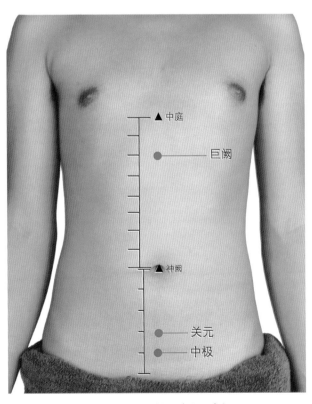

图2-3-30　巨阙、关元、中极

8. 肾募——京门

位置：第 12 肋游离端（胆经）（图 2-3-31）。

主治：溢饮（急性或慢性炎）；腰肋痛；肠鸣泄泻。

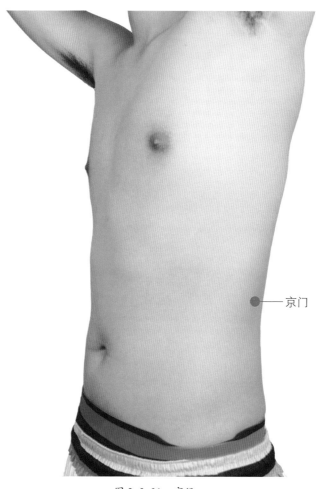

图 2-3-31　京门

浅针无痛疗法

9. 心包募——膻中

位置：两乳头连线中点（任脉）（图 2-3-32）。

主治：一切呼吸疾患，乃八会穴之一气会。

10. 三焦募——石门

位置：脐下 2 寸（任脉）（图 2-3-32）。

主治：生殖、泌尿系统疾患。

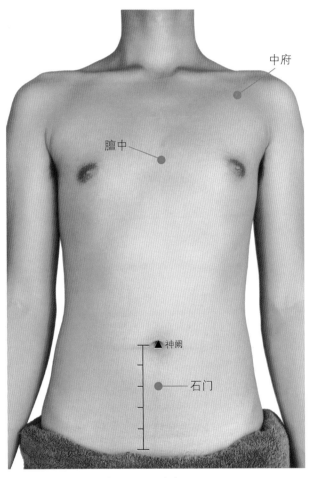

图 2-3-32　膻中、石门

11. 胆募——日月

位置：第 7、8 肋骨间，乳头直下（胆经）（图 2-3-33）。

主治：黄疸病（肝胆湿热）；吞酸；胸痛。

12. 肝募——期门

位置：第 6 肋端下缘，乳头中线直下 2 肋间，平巨阙穴（肝经）（图 2-3-33）。

主治：黄疸（肝胆湿热）；胁痛（胆囊炎）；吞酸、吐酸；肠伤寒；催产。

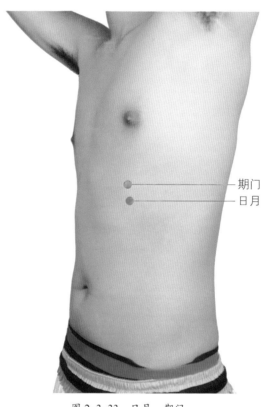

图 2-3-33　日月、期门

五、合穴及下合穴

合穴位于肘膝部，针刺得气疗效较好，其经气之功能仍向心传导，因此每条经之经气皆由肢端井穴向心方向走行。然十二经三阴三阳走向不同，是因经络的循行流注。下合穴是六腑经气相合之处，因此，六腑有病往往反映到下合穴。故取下合穴治疗六腑之疾，疗效显著。

1. 手太阴肺经合穴——尺泽

位置：屈肘取穴，在肘横纹中，肱二头肌腱桡侧凹陷中（图 2-3-34）。从腕横纹至肘部刚好一尺。太阴尺中，藏之脏气，山者水，水者泽，山通气故名手也。太肺经为多气少血之脏，藏气之所。

主治：痨瘵发热；肘骨酸痛；咳逆上气（支气管炎）；胸胁支满（胸膜炎）。

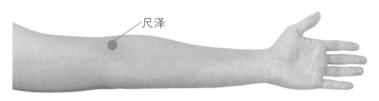

图 2-3-34 尺泽

2. 手厥阴心包经合穴——曲泽

位置：肘横纹中，肱二头肌尺侧缘（图 2-3-35）。屈肘乃得，其穴位深，在高正中。

主治：心痛（心肌炎）；镇痛解热（低热）；肘臂酸痛（风湿及神经痛）；呕吐（神经性、妊娠期、中暑所致的吐不止可用三棱针点刺出血，并从上往下推挤出血，有特效）；胃痛。

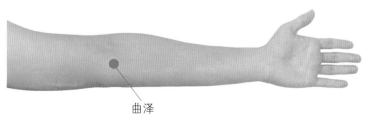

图 2-3-35 曲泽

3. 手少阴心经合穴——少海

位置：肘窝横纹内端尽处（图2-3-36）。

主治：淋巴结肿大（瘰疬、马刀）；胸痛（肋间神经痛）；肘臂酸痛。

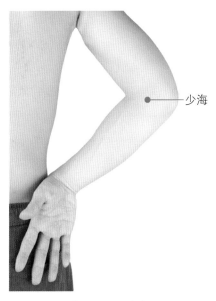

图 2-3-36　少海

4. 手阳明大肠经合穴——曲池

位置：屈肘成直角，肘横纹尽头是穴（图2-3-37）。

主治：发热（配合谷、大椎）；降血压（配合谷、太冲）；升血压（配大椎、足三里）；风湿性关节炎（配列缺、三阴交）；皮肤病（配合谷、肩髃、足三里、中脘）；肠胃病（配足三里、天枢、上巨虚）；偏瘫（配合谷、足三里、阳陵泉）。

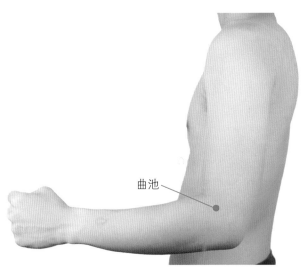

图 2-3-37　曲池

5. 手少阳三焦经合穴——天井

位置：在肘尖上1寸（图2-3-38）。

主治：颈项背痛；瘰疬；耳聋耳鸣（神经性或外感引起，可配外关、翳风）。

6. 手太阳小肠经合穴——小海

位置：在尺骨鹰嘴与肱骨内上髁之间凹陷中（图2-3-39）。

主治：瘰疬（肘尖灸）；五痿瘫痪（舞蹈病可配耳穴神门）；肘臂酸痛（以尺神经为主）。

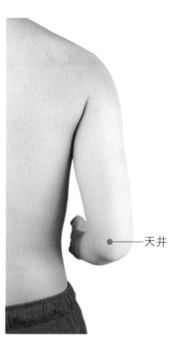

图2-3-38 天井

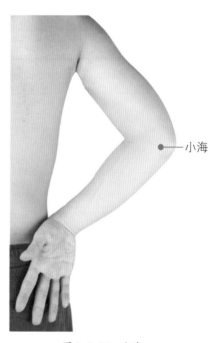

图2-3-39 小海

7. 足太阴脾经合穴、下合穴——阴陵泉

位置：胫骨内侧髁下缘与胫骨内侧缘之间的凹陷中（图2-3-40）。

主治：腹冷厌食（脾胃虚寒，长期消化不良）；小便不利（土水关系）；膝痛（风湿性如顽固者可透阳陵泉）；妇科疾患（配三阴交）。

8. 足厥阴肝经合穴、下合穴——曲泉

位置：屈膝得穴，腘横纹内侧尽处（图2-3-40）。

主治：膝关节痛；股内侧痛（阴股神经痛）；疝气（肠疝气较好，如睾丸炎、阴囊炎等，配大敦并灸之）；阴挺（由下至上取穴并运针，如太溪、三阴交、曲泉、百会等。运针时患者子宫内有收缩感更佳，注意取仰卧位）；阴肿阴痒（阴道炎）。

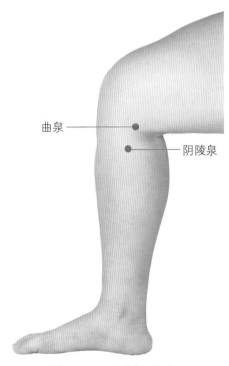

曲泉

阴陵泉

图 2-3-40　阴陵泉、曲泉

9. 足少阴肾经合穴、下合穴——阴谷

位置：屈膝，腘横纹内侧，半腱肌腱外侧缘（图 2-3-41）。

主治：膝痛如锥刺（痛痹）；溺难（淋病所致）；股内侧痛（阴股神经痛）；阴肿阴痒（阴道炎）。

10. 足阳明胃经合穴、下合穴——足三里

位置：犊鼻直下 3 寸，距胫骨前嵴 1 横指（图 2-3-42）。

主治：此穴为后天之本，作用广泛，为供养全身气血、营养之源泉，又名长寿穴。

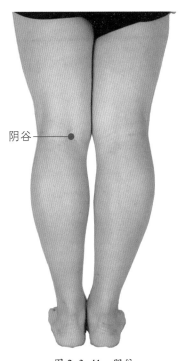

图 2-3-41　阴谷

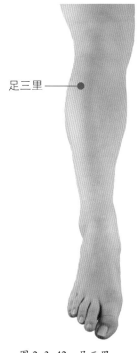

图 2-3-42　足三里

11. 足少阳胆经合穴、下合穴——阳陵泉

位置：在小腿外侧，腓骨头前下方凹陷处，与阴陵泉相对（图 2-3-43）。

主治：半身不遂；风湿痹痛；胁痛（肝胆疾病）；小儿惊风；破伤风；失眠善惊；痿证。

12. 足太阳膀胱经合穴、下合穴——委中

位置：膝后腘横纹的中点，在腘窝正中，侧卧取穴，膝应微弯（图 2-3-44）。

主治：腰痛，髋关节屈伸不利；中暑呕吐腹泻；中风昏迷；丹毒、疔疮发背（三棱针点刺出血）；瘰疬、癫疾。

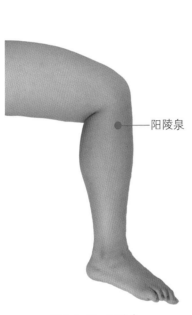

图 2-3-43　阳陵泉

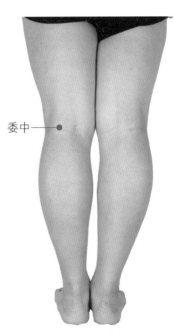

图 2-3-44　委中

第三章

内科疾病案例

第一节　中风

一、概述

（一）分类

中风有中脏腑（中脏、中腑）和中经络（中经、中络）之分。《金匮要略·中风历节病脉证并治》说："邪在于络，肌肤不仁；邪在于经，即重不胜；邪入于腑，即不识人；邪入于脏，舌即难言，口吐涎。"尤在泾认为："其间经病兼腑者有之，脏病连经者有之，腑脏经络齐病者有之，要在临病详察也。"

1. 中脏

中脏的特点为"九窍内滞"。因为五脏开窍于九窍，从九窍功能内滞，可推测风中何脏。需要注意的是，九窍内滞与窍形外变不同，后者为中络，如口眼歪斜。

（1）证候：耳聋——风中于肾；目瞀——风中于肝；遗尿——风中于肾；声鼾——风中于肺；舌强不能言——风中于心；口吐涎沫——风中于脾。

（2）辨证要点：临床要辨闭脱、轻重及外感、内伤等。

①辨闭脱：见表 3-1-1。

表 3-1-1　辨闭脱

	症状				性质	治疗原则
	口	目	尿	两手		
闭	口噤	目张	不定	握固	多实	开；祛痰，先补后泻
脱	口开	目合	不禁	手撒	多虚	固；祛痰，补重于泻

②辨轻重：见表3-1-2。

表3-1-2　辨轻重

	症状		辨五脏动脉
	昏迷时间	痰涎	
轻	短	暂升	太溪、天府、冲阳、太冲、神门脉不绝
重	长	壅盛	上面各脉之一，绝而不现

③辨外感、内伤：见表3-1-3。

表3-1-3　辨外感内伤

外感	内伤
起病多突然，身热，身凉，恶寒，恶风，无汗，自汗，痉挛，肢废，便溺阻隔，痰壅	发病渐重，先兆症状明显持续，痰涎壅盛，手撒，口开，遗尿，不语

（3）中风先兆：①足三里下4寸及大指、食指、无名指、小指各本节后麻痹，十指无故自动者，不久必中风。②常有头眩，头痛，目花，肢麻，身体疲乏喜卧，或精神兴奋，轻度言语障碍，耳鸣等中风先兆。

（4）中风后遗症：在暴仆、神经等症消失后，每多有舌强、语謇、口眼歪斜、半身不遂、麻木痿废等后遗症。

2. 中腑

中腑的特点为"不识人"。尤在泾所谓"卒中昏厥，语言错乱"即"不识人"，目虽能视，但不能识别为何人；口仍能言，但言语错乱无序。正如《伤寒论·阳明病》所说："发则不识人，循衣摸床，惕而不安。"此与中脏之目瞀、舌即难言等一样，有腑阳、腑阴之分，有外内之别。《素问·生气通天论》说："阳气者，精则养神。"风中于腑，腑属阳，故阳伤，而"神"失所养，则见神乱而不识人。

3. 中经

中经的特点为"邪在于经，即重不胜"。经亦在外，属于阳。《素问·生气通天论》说："阳气者，柔则养筋。"风中于经，经伤而阳亦伤，外失其柔，筋失所养，故体"重不胜"，肢体不听使唤，半身不遂。

4. 中络

中络的特点为"邪在于络，肌肤不仁"，多表现为口眼附近的肌肤不仁，口眼歪斜。

（二）审因

体质虚弱；劳逸失调；痰盛火旺；七情刺激；坐卧当风；风露袭人。

（三）辨脉

脉沉迟，易治，急疾而大，难治。如太溪、天府、冲阳、太冲、神门脉之一绝者，尤为难治。纵症状不严重者，亦多有突变的危险。脉空大，为气虚；微细，为血弱；沉数沉实，为积热痰壅；浮弦为风，浮洪为火。

二、治疗

（一）中脏

中脏分为救闭与救脱两种类型。

1. 救闭

先针人中、承浆等穴，如未醒，加针十宣穴，并针或灸百会、风池、大椎、肩井、曲池、间使、足三里，并灸神阙（针法先补后泻），有痰者补曲泽、泻丰隆。

2. 救脱

急灸神阙，兼灸关元、气海、石门。再针或灸百会、风池、大杼、肩井、曲池、间使、足三里（针法以补为主）。有痰者补尺泽，泻丰隆，补中脘、足三里。昏迷不醒者，酌针十宣。

（二）中腑

百会、曲鬓、肩髃、曲池、风市、足三里、绝骨、神阙、关元、气海，其中神阙用灸法，其他穴位或针或灸，补多泻少。

（三）中经

百会、曲鬓、肩井、风市、足三里、绝骨、关元、气海，或针或灸，补多泻少。

（四）中络

听会、颊车、地仓（均泻），酌加合谷、肺俞、足三里、人中、承浆（均泻）。

（五）中风先兆

1. 一般治疗

足胫突然酸痛，良久方解。灸足三里、绝骨，并用葱、薄荷、桃叶、柳叶煮汤洗足及灸处。

2. 脱证先兆

食指、中指之间，或无名指、小指之间（均约在本节后 0.5 寸处）及足三里麻痹。灸关元、足三里，针尺泽、中脘、通关（中脘旁 0.5 寸）

3. 闭与脱先兆

足三里下 4 寸及大指、食指、无名指、小指各本节后麻痹，食指无故自动，不久之后必生闭脱重症。急取百会（灸），关元、气海（均灸或补法），尺泽（补法），尺泽左右各 0.5 寸处，中脘、中脘左右各 0.5 寸处（也称通关，各穴均用补法），神阙（隔姜灸 300 壮，每日灸 100 壮），丰隆（泻法）。

（六）中风后遗症

治法同中经、中络。手法以补为主，选穴以按之有酸楚反应之穴位为重点。

三、病例

例一：张某，男 40 岁，商人，1990 年 10 月 6 日初诊。

患者于前夜玩麻将至深夜，突然昏厥晕倒，不省人事，痰壅口开。当即抬往菲律宾医院治疗，仍不醒。旋即抬回家中，托当时建春茶行经理陈某来请出诊。诊其太溪、天府、冲阳、太冲、神门等脉均未绝。急灸神阙，并刺十宣，当即清醒，继针关元、气海、尺泽、中脘、足三里、劳宫、涌泉（均补），丰隆（泻）等。治疗11次而痊愈。

【按语】《类经图翼》载："凡卒中风者，神阙最佳。"《扁鹊心书》却重视关元，誉为"百发百中"之穴。本例并重两穴而辅以补气祛痰之穴，即喻嘉言治脱，主张"使坎中之阳上升"之意。细阅以前师赠针灸医案，其中治中风亦首重此两穴，可供治中风脱证参考。

例二：周某，女，59岁，教师，1987年7月16日初诊。

患者曾昏倒之后，历十几分钟即醒，右侧半身不遂，请往出诊。苔滑、脉右弱左滑，食欲不振，头晕目眩。右侧半身不遂，为中经。治取关元、气海、中脘、环跳、足三里、绝骨、合谷、曲池、肩髃。隔日针1次，14次痊愈。

【按语】此案为半身不遂。《扁鹊心书》载有用关元医此病之治验。《类经图翼》却主张"左患灸右，右患灸左"，即先治健侧、后治患侧，疗效较好。这类似救活偏枯之树，必先滋润树根与不偏枯部分，才能救活已枯部分。

例三：郑某，女，17岁，2000年1月31日初诊。

患者睡醒后发现口向左喎，右眼闭合不拢，经用鸡冠血及鳝鱼血摩擦右侧口喎处，无效。苔滑，脉浮缓。证属中络。针肺俞（先泻后补），右颊车、右地仓、左合谷、足三里（均泻），治疗2次，口喎消失，5次痊愈。

【按语】徐灵胎谓："风入络，则肤顽。"患者睡醒才觉口眼歪斜，即《扁鹊心书》所说："身无他苦，而单现此者，是贼风之客也。"此病从外来，客于络，故侧重泻法。与中脏、腑、经之侧重补法，截然不同。

例四：蔡某，男，2015年7月1日初诊。

患者因脑卒中手术后引起中风偏瘫，左半身不遂，住院期间请笔者到菲律宾某医院用针灸治疗。笔者根据老师黄之光的经验，中风后遗症分为三类：①中脏；②中腑；③中经络，又分为左瘫、右瘫，再分为软瘫（肢体痿软）、硬瘫（肢体僵硬）。治疗方案各有不同。本病患者是中腑兼中经络型的左半身不遂后遗症，语言无障，神志清醒，血压不稳定，平均140/90mmHg，有早搏现象，用浅针疗法。先刺正中线的任脉和督脉穴位，如百会、上星、印堂、人中、中脘、气海、关元7个穴位，用浅针九转补法；再刺健侧上肢肩髃、曲池、合谷，下肢风市、足三里、太冲、涌泉，也是7个穴位，先补后泻法（九进六转法）；最后针刺患侧同样的7个穴位，全部用九进补法。10分钟后，患者血压降为120/80mmHg。接着用以指代针的隔空感应点穴疗法，取穴百会、印堂、气海、关元（补法），双侧合谷、涌泉（泻法），收功后，患者血压降至113/68mmHg。根据笔者以往经验，浅针疗法治疗中风后遗症半身不遂，效果尤佳。

2015年7月2日下午5点，蔡先生因头部术后疼痛，服药后仍无法睡眠，心烦，脾气暴躁。以浅针疗法，取百会九进六退（先补再泻），神庭、承浆、中脘、气海、关元（补法）；另加右侧偏头穴（右耳尖贴近头皮处），用一指禅点穴法；接着取耳穴中的神门、颈椎、心，用浅针术泻法，只做右耳，下肢取双侧足三里、三阴交、太溪（补法），双侧行间（泻法）；最后以指针点百会穴，点52下（患者52岁），再用双手劳宫穴对准患者涌泉穴，隔空感应10分钟。患者治疗后即可入睡，第二天家人发信息说，患者昨晚睡了一晚上，可见，浅针疗法治疗失眠效果显著。

2015年7月5日，蔡先生血压稳定，心律、睡眠正常，但左半身不遂，无法站立，上下肢虽然不麻木但没有知觉。取百会、上星、人中、承浆、关元、气海，以九进九点补法，配合气功点穴术，然后取患侧肩髃、曲池、合谷、风市、足三里、昆仑，每穴拨筋各6次，治疗半小时，患者逐渐感觉肢体有痛感传递。

2015年7月7日，蔡先生病情稳定，提前出院，笔者去家中治疗。患者无法自行站立，左脚踝关节肿胀，全身无力，取百会、神阙（填入麝香二分）、关元、气海，四穴用自制通经药艾条灸1小时。健侧上肢取合谷、肩髃，下肢取足三里、绝骨，用泻法；患侧取肩髃、曲池、合谷、足三里、阳陵泉、昆仑，用电针仪针刺30分钟，然后施浅针补法。治疗后患者踝关节肿胀明显缓解，效果立竿见影。

2015年7月9日下午笔者到蔡先生家中出诊，继续治疗，以补气为主，平衡阴阳。①内服中药：补阳还五汤加减。②灸法：神阙（加麝香二分）、百会、气海、关元，灸1小时。③电针：先刺健侧合谷、足三里（特殊电针：选择患者身体健壮的近亲，如兄弟姐妹或儿女，针刺其合谷和足三里穴后，电针的另一端连接患者的合谷和足三里穴）；然后针刺患侧上肢肩髃、曲池、合谷，下肢环跳、风市，此为一组，连接电针，再取足三里、解溪为一组，连接电针，针刺1小时，每天治疗1次。④足浴：用上述中药的第三次药渣，泡脚40分钟。

患者每周治疗3次，经3个月治疗，从原来的无法站立、翻身，到现在已经可以走路，足见浅针疗法效果显著。

第二节 风瘫

一、概述

手足筋脉关节无力，不能收摄上举，或能上举而关节运动缓弱，甚至凭物不能运动，四肢或麻木或疼痛，不能握物、行步，本病也称"风缓"或"瘫缓"。

（一）审因

脾主四肢肌肉，脾胃虚弱，则其所主失养，风湿乘虚侵袭。如果吐下过度，饮食不节，导致脾胃受伤，都容易导致此病。肝主筋，肾主骨，肝肾虚则筋骨失养，风邪乘虚而入。如醉以入房，或远行后行房，或房事过度又遇风湿之侵袭，均易导致此病。

（二）辨脉

脉多浮濡，浮缓，浮紧，沉弦浮涩。

二、治疗

1. 主穴
大椎、风府、百会、风池、关元、人中、承浆。

2. 加减
手拘挛不能动，酌加十宣或八邪；筋弛，膝不能屈伸，酌加肝俞、阴陵泉、阳陵泉、环跳；舌痉挛，口不能开，加针颊车；头难回顾，加针头维；足外侧病，酌加昆仑、申脉；足内侧病，酌加内昆仑；臂病，酌加肩髃、尺泽、手三里、曲池、阳池；膝无力，灸鹤顶；腿无力，灸伏兔；腰病，酌加腰眼、委中；食欲减退，酌加脾俞、胃俞；足跗病，酌加八风；收功时，酌加大肠俞。

第三节 眉骨麻痹

一、概述

（一）审因

体质虚弱，风湿侵入筋络。迁延不治，将变头风症。

（二）辨脉

脉多弱缓。

二、治疗

中脘（针补），天应（灸），风府、风池、百会（均先补后泻，或补多于泻）。

第四节 眩晕

一、概述

头昏眼花，脚立不稳，甚则感觉周围物体旋转，不能站立，即使静卧，仍然觉得天旋地转。

（一）审因

《素问·至真要大论》云："诸风掉眩，皆属于肝。"《素问·阴阳应象大论》说："风胜则动。"所以，眩晕多有风、热、痰湿出现，而四邪为害，往往相因，其发生过程有以下几种：

1. 作息失宜，劳神过度，熬夜不眠。

2. 酒饱汗出，当风睡卧。

3. 痰湿阻滞于上，阴火起于下，痰夹虚火，上冲头目。

4. 真水亏损，相火上炎。

总之，掌握虚补、实泻，并注意"眩晕者，中风之渐也"之预防。

（二）辨脉

脉大为风，实兼痰积，数兼火热，细弱主虚。

二、治疗

1. 主穴

上星、列缺（均补），八邪（泻），尺泽（先补后泻）。

2. 加减

头重，加百会（先补后泻）；头痛，加风池（泻）；颈项急，加风府（泻）；痰多食滞，加中脘、足三里（均补），丰隆（泻）；心烦，加神门（补），小肠俞（泻）；气短，加气海、肾俞、三焦俞、涌泉（均补）；恶心，加上脘、阴都（先泻后补）；筋急，加肝俞、太冲、三焦俞（均补）；胫酸，加八风（泻）。

三、病例

例一：曲某，女，35 岁，干部，2007 年 3 月 2 日初诊。

患者从 2005 年开始头晕眼花，夜寐不宁，梦多，站立不稳，摇摇欲仆，饮食量少，血压 108/64mmHg，苔白，舌质淡，脉沉细微弦。此为水亏木升。取穴：列缺、太溪、太冲、阳陵泉、中脘、气海、关元（均补）。

次日复诊：诉针后头晕痊愈，饮食增加，睡眠好转。又照上穴治疗，5 次痊愈。

【按语】眩晕有虚有实。本例属虚型，即《内经》所云"肾虚则头重高摇""髓海不足则脑转耳鸣"。故取穴用土生金、金生水之隔一隔二隔三之补法。加补太冲穴者，以诸风掉眩，皆属于肝，故引水滋木。

例二：黄某，男，59岁，商人。

患者眩晕俱全，而脉浮滑。此为痰夹虚火，上冲头目。针上星、列缺（均补），合谷、外关、丰隆（均泻），2次即愈。

【按语】视物旋转为眩，视物发黑为晕。本例眩晕俱全，而脉浮滑，为痰夹虚火，上冲脑海，虚实兼有，故取穴采用泻痰火、祛外风、补脑海之法。

第五节　头痛

一、概述

（一）辨证

内察患者所喜所恶，外察患者身体内外表现。除头痛外，一般多有以下症状。

1. 症状（表 3-5-1）

表 3-5-1　头痛症状

所因	所喜所恶	体内外表现
风	恶风	发热、鼻流清涕、抽搐、咳嗽
热	恶热	发热、心烦、眩晕
湿	昏蒙、郁冒	胸痞、脘闷、眩晕、头重、天阴转甚
寒	恶寒	战栗、发热、鼻塞、咳嗽
痰	欲吐	眩晕、头重、吐涎沫、脘闷
食	恶食	发热、噫酸
气虚	恶劳动，倦懒	九窍不利、气短、劳则痛剧
血虚	恶惊惕之声	痛从鱼尾上攻、眩晕、心悸
肾厥	颠顶痛	首肿、头重、足不能行、头痛不能忍、晕仆、恶寒
肝厥	颠顶痛	抽搐、眩晕、呕吐涎沫、不恶寒

2. 内伤、外感头痛辨证（表 3-5-2）

表 3-5-2　内伤、外感头痛辨证

	痛势	历时
内伤	来势迟缓，有七情等诱因	时痛时止
外感	如破如裂如刺，痛多突然	无有休歇

3. 按头痛部位，归经辨证（表 3-5-3）

表 3-5-3　头痛归经辨证

经名	疼痛部位
太阳	头、项、颠、脑、发际作痛，有牵连两额
阳明	额前作痛，有牵连到目齿
少阳	鬓际作痛，亦有牵连耳根
少阴	头痛连到颏下骨
太阴	太阳穴痛
厥阴	颠顶痛连及目系
阳明少阳	偏头痛

（二）审因

自外入内者，风寒暑湿之侵。自内发者，气血痰食之郁。阻塞经络，上于头部，正邪相搏，则头痛出现。

（三）辨脉

脉浮大，兼缓伤风；兼紧伤寒；兼虚数伤暑；兼洪数者属热；空大者气虚；细涩者血亏；洪数者食积发热；滑大者痰饮；寸大者顺，尺实者逆。

二、治疗

1. 主穴

百会、合谷、上星、神庭、太阴、列缺（宜先补后泻，久病者，宜补多泻少）。

2. 加减

偏头痛，选用风池、丝竹空、足三里或颈大筋（按有酸痛处）；有痰，加尺泽；风、寒、热证，加外关、风府、大椎（均泻）；湿证，加脾俞（补）、小肠俞（泻）；手足冷，加三阴交（补）；气血虚，加关元（补或灸）；肘掣，加曲池（泻）；阳明头痛，加头维、阿是穴（均泻）；太阳头痛，加昆仑、申脉、金门（均泻）；少阳头痛，加悬颅、悬厘（均泻）；太阴头痛，加太阳（泻）；少阴头痛，加少海、完骨（均泻）；厥阴头痛，加头窍阴、足窍阴、强间（均泻）；六阴头痛，可循经取反应点穴位针之（虚补，实泻，或补泻兼施）。

三、病例

例一：王某，女，51岁，工人，1999年8月15日初诊。

患者左偏头痛多年，四肢冷，白带多，脉弱。此属阳明少阳头痛。取关元（灸），带脉、列缺（均补），左太阳、头窍阴、头维、人中、三阴交（均先补后泻）。经治13次，白带减少，头痛亦愈。

【按语】久病多虚，患者患偏头痛多年，其虚可知。再察其四肢冷，白带多，可证其冲任脉弱，下元虚冷，致偏头痛久不痊愈。此与一般新感头痛不同，故补阴经、泻阳经，补躯肢，泻头颅，补丹田、泻痛点，疗效显著。

例二：黄某，男，43岁，1983年7月17日初诊。

患者头痛，两鬓肿，行走勉强，摇摇欲仆。此属少阳头痛，针刺列缺、合谷、太阳、头维、阿是穴（均泻）。治疗6次，痛未止。第7次于太阳穴放血，并针上穴，痊愈。

【按语】刺头部穴出血以治头痛，早有唐代秦鸣鹤治唐高宗头痛刺百会穴微出血立愈之先例。《针灸集成》亦载有热极，刺太阳穴放血而愈。

第六节　水肿

一、概述

初病，上下目胞微突，多为水肿先兆，继则从两足渐渐向上肿胀，腹部大，肢体肿，皮色光亮，甚至透明，小便短少，重则喘促不得卧。针足三里或绝骨，常有水流出。

对水肿轻重的判断：水肿过膝可治。肿至小腹，脐未肿平，皮未发亮，后背尾闾以上没有肿胀（属微肿），尚可医治。若肿到命门，则属难治，然亦可试医。如腹肿，皮发亮，尾闾以上肿，淹没脊骨，并肿过肾俞，见不到脊坑，而身前从耻骨以上肿至小腹，气息喘促，则属危殆。

（一）审因

六淫外侵，或七情内伤，饮食失常，房劳过度，导致脾土虚弱，元气亏损，中土失职，不能调变阴阳，使其交泰于中土。朱丹溪谓："阳自升，阴自降，而成天地不交之否。"如此则清浊相混，隧道壅滞，成为胀满。

（二）辨脉

脉多沉伏，亦有浮迟、弦迟等。

二、治疗

临床治疗以补气为主，辅以利水。

1. 主穴
关元、气海（均须多灸），水分、阴陵泉（均灸）。

2. 加减

小腹肿，酌加阳陵泉、三阴交、足三里（均灸）。

如针灸2～3次，肿仍不消，可加针太冲、昆仑、绝骨、三阴交、承山，并取足8穴（足三里、绝骨、承山、太冲，左右共8穴，注意：太冲应避开动脉）放水。

【附】放水注意事项：放水时要用专用药条（如太乙神针），可在绝骨或足三里放之，不必足8穴同时齐放。放水时不可尽放，需留1/3，以防泄气太甚，患者体虚不支致危，在3日内放毕。放水后以艾条封灸针孔。每次放水，必须重灸关元、气海、肾俞，泻膀胱俞、小肠俞。如小便色黄且长，则病向愈。放水后封针：藕节捣泥，用纸掩之，加灸于其上；或用蟾酥或珍珠生肌散，以药置针口，药条灸之。禁忌吹风、房劳，百日内勿食盐。

若患者小腹肿大，如将穿破出水，且患者元气尚足，仍可救治，可灸水分。《针灸聚英》载："水分……水尽即死。"如不得已以针放水，应留1/3不可放尽，并采用《针灸集成》中的方法，即用血竭末，或寒水石末，或炒黄之槐花末，或百草霜末，以热手满握敷贴针穴口，慎勿动手，移时成痂，乃塞止水。除此之外，取穴关元（灸），脾俞、胃俞（均补），小肠俞（泻），足三里、绝骨、承山、太冲（放水并封口）。

三、病例

陈某，女，37岁，2008年11月1日初诊。

患者始病时，恶寒发热，头晕头痛，咽疼，腰部酸楚，继则眼胞微突，脸颊微浮，不久足部浮肿，由脚至腿再到腰，腰部尾闾附近均肿。经多次治疗，病势仍日趋严重，近1个月，患者尿量日趋短少，浮肿更甚。医院通知病危，家属将患者抬回家中，请笔者出诊。患者症见全身浮肿，喘不得卧，皮色发亮透明，腹胀脐平，背部脊坑肿没。此属阴水，脾肾虚不能运水，治宜补气。用太乙神针灸关元、气海、水分、阴陵泉、命门、肾俞、三阴交，并用推针泻水沟、足三里、绝骨，全程只针刺3次，余均用灸。第一周每治疗治2次，以后均每日1次，共治疗83次，水肿全消。

【按语】水肿自下而上，由脚至腿再到腰，下属阴，其来自下侧，故名阴水。中药多用利水药加桂、附之类，以温补肾元。针灸与方药，形式不同，其医理则一。本例患者已肿到脐部，喘不得卧，实属危殆，用太乙神针灸关元、气海、水分及脾肾要穴，转危为安，可为治水肿之参。

第七节　气肿

一、概述

气肿者肤色苍老，手按随手即起，不似水肿色光亮，手按下陷不起，肿势或倏然而胀，四肢瘦削，胸腹痞满。如针足三里或绝骨，气肿甚者无水出（水肿病甚者则出小水）。与水肿相比，气肿肿势多从上而下，水肿肿势多从下而上。

（一）审因

肾气不足，膀胱之气不化，气滞于皮肤而成气肿。

（二）辨脉

脉洪大者易治，微细者难医。

二、治疗

本病针刺以缓进为妥，今日针上身，明日针下身，交叉取穴。若急急多针，反多危殆。

1. 主穴

气海（灸或补针），环跳、风市、足三里、绝骨、太冲、昆仑（多补少泻或针或灸）。

2. 加减

上身头部均肿，酌加上身各穴，如人中、脾俞、胃俞；并在足三里、上巨虚、下巨虚、条口、昆仑、绝骨等穴先上后下，顺次灸之。灸的时间由短逐渐延长。

第八节　鼓胀

一、概述

腹皮胀大，绷急如鼓。腹筋突起，肤色苍黄，亦可见面目、四肢浮肿。本病与水肿的区别：四肢肿不严重，或先腹胀而后肢肿，以腹部鼓胀为主要特征。

《灵枢·胀论》将其分为五脏胀和六腑胀："夫心胀者，烦心短气，卧不安。肺胀者，虚满而喘咳。肝胀者，胁下满而痛引小腹。脾胀者，善哕，四肢烦悗，体重不能胜衣，卧不安。肾胀者，腹满引背，央央然，腰髀痛……胃胀者，腹满胃脘痛，鼻闻焦臭，妨于食，大便难。大肠胀者，肠鸣而痛濯濯，冬日重感于寒，则飧泄不化。小肠胀者，少腹腹胀，引腰而痛。膀胱胀者，少腹满而气癃。三焦胀者，气满于皮肤中，轻轻然而不坚。胆胀者，胁下痛胀，口中苦，善太息。"

（一）审因

七情伤于内，六气侵于外，脾土失职，不能分清理浊，致"浊气在上，则生䐜胀。"欲知何部之邪，则于最先胀处与胀甚处验之，并参考各脏腑证候，加以判断。如属脾胃者，饮食必差，而腹部四肢多有症状，饮食多如常；肝病者多于胁肋少腹部出现症状。如此类推，以求病根、病所、病型，方能正确治疗。

（二）证候分型

1. 气臌：七情郁结，胸腹满闷，肢瘦腹胀。
2. 食臌：饮食不化，痞满泛酸，不能暮食，得矢气稍松。
3. 虫臌：腹痛能食，面带红点，眼下无卧蚕微肿迷象。
4. 水臌：肠鸣，怔忡，喘息，腹大，肢肿，肤亮，尿少。
5. 血臌：大便色黑，小腹胀满或坚硬，皮肤呈鳞斑状。
6. 单腹胀：腹大，四肢极瘦，亦不浮肿，二便不利，面容憔悴，肤色晦暗。

（三）辨脉

脉虚为虚胀，牢为实胀，浮革为鼓，牢实为蛊，浮大易治，细微难医。

二、治疗

1. 主穴

神阙、气海、水分（均灸），脾俞、胃俞、中脘、三阴交（均补或灸），大肠俞、膀胱俞、小肠俞（均泻），足三里（补泻兼施）。

2. 加减

心胀，加心俞、列缺；肺胀，加肺俞、太渊；肝胀，加肝俞、太冲；脾胀，加脾俞、太白；肾胀，加肾俞、太溪；胃胀，加中脘、章门；大肠胀，加天枢；小肠胀：中髎；膀胱胀，加曲骨；三焦胀，加石门；胆胀，加阳陵泉。

五脏六之胀，皆必取足三里。水臌，酌加水沟（泻），复溜、肾俞、阴陵（补多于泻，或灸）；气臌，酌加建里（泻）、膻中、气海（均灸或补）、足三里（平补平泻）；食臌，酌加天枢、中脘、胃俞、内庭（均泻），脾俞（补）；血臌，酌加血海、膈俞（均泻），中极、章门、期门（灸或先补后泻，视虚实而定）；虫臌，酌加中脘、内庭、百虫窝（均泻）；单腹胀，脾俞、胃俞、章门、气海、神阙（均灸），太冲、大敦（均泻），肝俞（平补平泻）。

三、病例

例一：史某，女，菲律宾人，10岁，小学生，2001年6月6日初诊。

家长代诉：平常食欲不振，吞酸吐酸，大便时秘，小便赤短。查体：腹胀如鼓，青筋暴露，手足瘦削，面色憔悴，肤色晦暗，腹胀坚硬如壳，已患病近半年。此属单腹胀，为脾胃受肝所克。治疗取神阙、气海（连续隔日交叉灸），脾俞、胃俞、阴陵泉、中脘（均补），大敦、小肠俞（均泻），足三里（先补后泻）。连续治疗3周病愈，之后经过多年随访，未见复发。

【按语】单腹胀《医学三字经》中有"实难除"之叹，《方症会要》认为"脾气虚损，治之当补，以培其本"。本案补土取脾俞、胃俞等穴，培本则取关元、气海，又泻大敦以免受肝克，泻大、小肠俞，从下导滞以顺胃气。治疗取穴实本于五行生克制化之理。

例二：蒋某，女，未婚，45 岁，教师，2002 年 6 月 14 日初诊。

患者于 2002 年 2 月 7 日出现右上腹闷痛，放射到背部，无呕吐，皮肤黏膜无黄染。本市某医院诊为急性胆囊炎，经注射青霉素后好转，在家休息 1 个多月后继续上班。不久出现稀便时泄，上腹闷痛，腹部肿块隆起，入住菲律宾医院。查体：发育中等，神识清楚，心肺阴性，腹部有肿块隆起。肝右肋下 3cm、剑突下 3cm。住院后期，肝上界第 4 肋间、肋下 4.5cm，脾未触及。蛙腹，腹围 85.5cm。

肝功能检查：黄疸指数 4U。肝活体组织穿刺病理报告：收到标本为灰白色碎渣样瘤组织十数块，最大 0.5cm；镜下示瘤细胞较小，大小形态较为一致，多数呈立方体，但排列成片，失去正常肝小叶、肝素之排列；片中有不规则血分布；瘤细胞核呈圆形或椭圆形，大小不等，染色深，个别核特别增大或分裂为多核的瘤区细胞，位于细胞中央，胞浆量少，微嗜铁性；部分胞浆因脂肪变性而呈空泡状。病理诊断为原发性肝癌（病理号 53-2874）

经确诊后，该院医师认为不能动手术，通知患者出院。患者根据建议，先在别处接受针灸治疗近两个月，不仅肝区癌肿不消，而且在胃脘附近及腹肌右侧距脐约 1.5 寸处均出现隆起的新肿块。肝区凸出坚硬如大桃，胃脘凸出坚硬，面积约 8cm×8cm，右腹部可摸到如丝瓜型的肿块，约 3cm×6cm 大小，围绕腹之边缘。诊断为原发性肝癌。2002 年 6 月 14 日开始用推针治疗，每天 1 次，星期日除外。取穴：期门、章门、关门、天枢、大敦、窍阴、肝俞、胆俞、膈俞（均泻）、太渊、太溪、列缺、三阴交（均补）。有时嘱其用阳和解凝膏外贴肿处。在针治中，肿块逐渐缩小，至 2002 年 10 月 14 日止，共计用推针治疗 102 次，肿块全消，未能触及，临床症状消失。当时建议患者应继续休息一年，但其只休息 3 个月即回岗位工作，劳心劳神，一如平人。后因家事情绪抑郁，又因工作时常熬夜。2003 年 9 月腹胀又起，11 月 11 日夜入住福州某医院，腹穿 2 次后诊为血性腹水，未找到癌细胞，查碱性磷酸酶 8.2U。疾病进展迅速，很快病逝。

【按语】肝癌古无此病名，如以症状来合中医病名，大概属于严重血臌之类。此例在诊治之初，笔者亦感棘手，只得本《内经》治疗原理，苦思竭力，拟定攻补兼施的治法。不攻则癌得不到抑制，不补则身体必感不支。攻之对象在肝癌肿块局部与肝胆经及其俞募穴等，补之对象在肺、肾、脾经之原穴、会穴等。补肺则金可制木，补肾则水可生木。《内经》谓："制则生化。"即一面制之，一面生之，则病之脏腑将发生变化。此为个人的体会。此外，补土则可防肝之传克。《难经》对传克曾反复强调，故此证不可不补，实践也证明确实有效。

例三：林某，女，64岁，家庭妇女，1959年10月26日初诊，门诊病历号5080。

患者下腹痛牵及腰部，有下坠感。上腹隐痛，胃脘难过，左侧上下肢麻木已数周，左侧偏头痛，大便时下腹部不舒。12天前在某医院住院检查，初步诊断为肝癌，建议剖腹探查，患者不同意，亦拒做肝活体组织穿刺，遂出院而来诊。患者38年前患过胸膜炎，30年前发现重度胃下垂；12年前，由于跌倒，左腰下部肿起一块，经X线诊断为骨癌，后曾服云南白药，休息2个月逐渐痊愈；20年前患过黄疸，约2个月消退；有10年高血压病史。

检查：咽充血，扁桃体无肿大，巩膜黄染，皮肤呈橘黄色，心、肺正常。右上腹可触及肿大肝脏，在肋下8cm，剑突下12.5cm；肝脏右叶凹凸不平，肝脏左叶亦可触及而质较右叶软。肝区有叩痛。脾未触及，膝反射亢进，血压160/90mmHg。

实验室检查：总蛋白6.4g%，白蛋白4.2g%，球蛋白2.2克%，脑絮（－），麝絮（－），麝浊4U，锌浊6U，黄疸指数36U，胆红素定性试验间接阳性。胆固醇260mg%，碱性17U。

肠钡餐透视，除胃有下垂外，胃肠道无其他异常，心电图提示心肌受累。

初步印象同意某医院肝癌诊断，开始用推针治疗。按其过程，分三阶段治疗。

第一阶段：以控制肝癌发展为主。

主穴：至阳、肝俞、胆俞、膈俞。

辅助穴：上脘、中脘、太溪、气海、胃俞、关元、天枢。

治疗2周后，巩膜黄染消失过半，右胁肋疼痛亦逐渐减轻，化验室检查黄疸指数已下降为14U，尿三胆试验阴性。

第二阶段：以消除癌肿为主。

主穴：期门、带脉。因其久病胃下垂，时觉胃脘不舒，故加百会、涌泉（均补），辅以关元、气海（均补）。

治疗3次后，胃脘觉舒，胃下坠感得到改善。又取右章门及癌肿局部品字三点，或梅花五点（均泻）。

治疗1个月后，黄疸消退殆尽，腹胀及肝肿日渐减轻。

第三阶段：以软坚、散结、化气为主。

取穴大敦、窍阴、肝俞、胆俞、期门、带脉。此时已针治近 2 个月，临床症状日趋好转，胃纳甚佳，精神愉快，体重增加（由在某医院住院时的 39kg，增至 46.5kg），同年 9 月 20 日，肝功复查，麝絮（－），麝浊 5U，锌浊 6U，脑絮（－）。

患者共计针治 150 次，复检肝区肿块全消，追访多年，一切正常。患者于 1980 年因患心脏病逝世，享年 85 岁。

【按语】此为拒做活体组织穿刺，只初步印象为肝癌之例。患者年老体弱，兼症复杂，如胃下垂、左腰下部肿块、黄疸指数不正常等。故治法以重补元气、健脾肾为主，并重视任督二脉之循环调节，以升提胃下垂；同时肝胆募穴并取，以治疗肝肿块。治疗半年，诸症悉除，肝肿块亦消失。

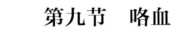

第九节　咯血

一、概述

痰中带血丝为咯血主要特征，有兼咳逆，有兼咽痛，有兼失眠，有兼盗汗。

（一）审因

肾气不化于膀胱，心火旺窜于血脉，则血离经而水沸为痰而带血丝。

（二）辨脉

脉滑、小、弱，为脉症相应，属顺证；脉实大、坚、强，为脉症相反，属逆证。

二、治疗

本病的治疗以导气下行为先。治痰，泄热，并行不悖。补阴、泻阳，相反相成。一般忌灸，善后以令血归经为要诀。

治痰：中脘、三里（均补），丰隆（泻）。

外感：合谷、外关、肺俞、风府、大椎（均泻）。

导气下行：委中、太冲、肝俞、涌泉、中冲（均）。

气促：气海、关元（均补），膻中（先补后泻，补多少），上脘（泻）。

善后令血归经：血愁（在第十四椎上，灸），血海、气海（均补），三里、合谷（均泻）。

三、病例

例一：林某，男，22岁，农民，菲律宾人，1998年6月6日初诊。

患者咯血，痰涎甚多，每日吐痰一痰盂（600～1000mL），痰内有血丝，盗汗，手足心热，失眠。平素嗜酒，常熬夜赌博。苔腻舌红，脉弱无力。此属火炽伤及阳络，血遂外溢。治宜泄热，除痰，补土生金。取肺俞、天突、丰隆（均泻），中脘（先补后泻），足三里、阴陵（均补）。连续治疗3周，痊愈。

【按语】徐灵胎谓："血随气行……故凉血必先消气，气凉而血自归经。"患者嗜酒、熬夜而咯血，其血热实由于气热，故泻肺俞、天突等穴，以消气化痰而止血。兼取补脾胃之穴实因患者几乎以酒代饭，其脾胃必虚，补其土以生金，亦有助于祛痰，即高武所谓"或针痰，先针中脘、三里间"之意。

例二：叶某，女，60岁，家庭妇女，1963年8月2日初诊。

患者咳嗽，短气，痰多，痰内有鲜红血丝。病已多年，时常发作，发作时腿无力，晕眩欲仆，气息几不能续，呻吟声频，容枯体瘦，食欲不振，脉微弱。此显系气虚咯血。治用"补脾母以生肺子，补肾子以救肺母"来补气统血。取太渊、尺泽、阴陵、太溪（均补），治疗2次，咯血即止。

【按语】呻吟，短气几不能续，此肾气之虚，非常明显，即徐灵胎所谓"从肾而来于唾者为咯"。患者病已多年，咳嗽，食欲不振，咯血，即王孟英所谓"气虚而血无所附"之病。故取穴兼补脾、肺、肾，以补土生金、补金生水，气足则咯血自止。

第十节　消渴

一、概述

消渴主要症状为饮多、食多、尿多。分上、中、下三消。上消：饮多，舌赤，小便频，大便如常。中消：食多善饥，能食而瘦，溺赤便秘。下消：尿多，饮后随即溺下，尿量等于饮量，或多于饮量，脚先瘦小而腿肿。

（一）审因

心热火亢，移热于肺为上消。脾阴衰弱，阳偏盛为中消。肾阴枯竭，邪火炽盛，精溺时泄为下消。总之，本病为阳亢阴虚，真水不能制火，即河间所谓"水虚火炎，燥热之甚"。

（二）辨脉

寸口脉浮迟，冲阳脉浮紧，则为消渴。

二、治疗

上消应泻肺，中消应泻胃，下消应补肾。

上消：肺俞、少商、尺泽（均泻）。

中消：解溪、中脘、大都、陷谷、兑端（选用，均泻）。

下消：关元、肾俞、太溪（选补），行间、涌泉、然谷（选泻）。

第十一节　淋病

一、概述

尿道痛涩，淋沥不尽，欲通不通，欲止不止，小腹下痛而重急，小便频数。与浊病之仅小便混浊，甚者茎中痛，有所区别。本病分气、血、石、膏、劳淋5种类型。气淋：小腹满，尿涩，常有余沥。血淋：遇热则发，发则溺血。石淋：沙石随满而出，或阻溺道，痛引小腹，出则痛止。膏淋：溺浊如青。劳淋：遇劳即发，痛引气冲。

（一）审因

肾虚而膀胱热，肾虚则小便数，膀胱热则小便涩。小便频数而兼涩，则尿淋沥而为淋病。五淋又各有特点：

气淋：气闭不能化水，病从肺来而及于膀胱。

血淋：热在下焦，血得热而流溢，入于胞中，与尿俱下。

石淋：热结膀胱，水液燥聚，而成沙石。

膏淋：湿热伤及气分，水液混浊，如青如涕如米泔。

劳淋：劳伤肾气，内生虚热，热传膀胱，气不施化。其累积因素，或因醇酒厚味，酿成湿热下结膀胱；或因房劳过度，阴虚火动；或因忿怒累积，气动生火。

（二）辨脉

脉细数，盛大而实者顺，虚细而涩者逆。

二、治疗

渴而淋沥，热在上焦气分，肺金主之；不渴而淋沥，热在下焦血分，肾与膀胱主之。

一般取穴：大敦、行间、太冲、中封（选泻），中极、气海、关元、肾俞（选补），足三里（泻），神阙（隔炒盐灸），三阴交（灸）。

气淋：交信、涌泉、石门（小便色黄加此穴）、阴陵泉（均补），关元（灸）。

血淋：关元、气海（选补），复溜、大敦、次髎（选泻），气门（在关元左右各旁开3寸，先补后泻）。

石淋：关元（灸），大敦、气门（先补后泻，或灸）。凡治石淋，需灸尾闾、白环俞一带，灸至石散为止（艾灸能灸化其石）。

膏淋：气海、关元、阴陵泉、三阴交、行间。

劳淋：关元、阴陵泉（均补），足三里（泻）。

三、病例

马某，女，47岁，家庭妇女，家住菲律宾，2003年11月6日初诊。

患者从15岁开始，小便时即感尿道痛涩，淋沥不尽，尤其在劳动后，小便痛涩感更剧烈。以后病情日甚一日，现在即使上下床或轻微转动，亦感小腹绷急，尿意急迫，尿道痛涩，欲止不能，欲通不尽。经常四肢无力，身体疲乏，面色萎黄，呼吸气短。舌质淡红，苔薄，脉虚弱无力。此系肾虚，热结膀胱，劳倦伤脾。取阴陵泉（补）、足三里（泻）。针后数小时，小便通畅，30多年尿道痛涩之劳淋一朝豁然。之后又连续施治5次，症状全消。追访多年，病无复发。

【按语】明代李梴有"小便不通阴陵泉，三里泻下尿如注"之治验。本例用之以治30多年之劳淋，效果立竿见影。考《针灸大成》中有阴陵泉治气淋、足三里治小便不利之记载。阴陵泉属脾经之合穴，为阴土中之水，补之可增肾阴之滋润。足三里属胃经之合穴，为阳土中之土，泻之可除膀胱之热结。二者合用之，其力自倍，故可治热结膀胱之劳淋。

第十二节　失眠

一、概述

本病主要症状为不得入睡，或开始即难入睡或入睡后易醒，醒后辗转反侧于床第，难再入睡，亦有时时欲睡，频频惊醒；失眠甚者，彻夜不寐，连续多夜，不能入寐，神识如狂如痴。临床主要有以下几种类型：夜卧惊醒，心烦躁乱，属心血虚；时睡频醒，目漫气怯，属心气虚；胀闷嗳气，睡则气逆，属胃不和；喘咳气逆，属肺有痰或热；胁肋胀满，属肝胆之火；汗出鼻干不得眠，为外邪袭表。

（一）审因

昼属阳，夜属阴；醒属阳，眠属阴；发泄属阳，收摄属阴。由此不难推知：阴气裕，则目闭入睡。反之，阳气强而胜阴，则目开不瞑。《灵枢》"邪客论"与"大感论"两篇论及目不得瞑时，均认为是阳气盛、阴气虚。

（二）辨脉

外感脉多洪、大、浮、紧、滑，内伤脉多虚、软、弦、数、滑。

二、治疗

《灵枢·邪客》着重指出："补其不足，泻其有余，调其虚实，以通其道……阴阳以通，其卧立至。"失眠既系阳盛阴虚，无疑当以补阴泻阳为治法准绳。

太渊、太溪、大陵（均补）；涌泉、神门（均补）、解溪（泻）。

外感或胃肠不舒，或事务繁多而致不寐，加合谷、足三里（均泻）。

喘，加期门、足三里、列缺（均补）。

虚烦，时睡时醒，惊悸不安，加气海、阴交、大巨（均补）。

胃不和加，公孙、隐白、天府、阴陵泉（均补）

风痫惊悸失眠，加神庭（灸）。

胁痛、善怒，加章门、气冲（均泻）。

三、病例

例一：欧某，男，41岁，干部，2005年6月1日初诊。

患者曾患慢性肝炎，未痊愈。2005年开始经常失眠，心烦，神志不宁。严重时曾三天三夜不能合眼。此属肾水虚，不能上交于心。治宜补金生水，补水补心，使心肾相交。取太溪、太渊、大陵（均补）。

次日复诊，患者诉昨夜已能合眼，顺利入睡。继续治疗6次，取穴同上，症状全消。

例二：陆某，男，40岁，干部，1962年6月30日初诊。

患者已连续数天失眠，曾住院治疗，未见效，要求会诊。患者系某省级机关干部，因公事纷繁，脑力劳动较重，血液倾集于上，出现数夜不能合眼，心烦不宁，显系心肾不交，卫不行入于营阴。治法应先泻阳，后补阴，交心肾。取合谷、足三里（均泻），太溪、太渊、大陵（均补）。

次日复诊，患者诉昨夜睡眠好转。连续会诊3次，取穴同上，睡眠基本近于正常。之后患者直接来门诊治疗11次，取穴均同上，失眠痊愈。追访多次，睡眠已正常。

第十三节　泄泻

一、概述

大便溏薄为泄，大便直下为泻，略分轻重，习惯称为泄泻。临床可见以下类型：

飧泄：湿兼风，恶风，自汗，完谷不化，肠鸣腹胀。

溏泄：湿兼热，渐下污积黏垢尿赤，口渴而烦。又名肠垢。

濡泄：湿邪内盛，体重软弱，泄下多水，肠鸣，尿短。

滑泄：湿胜气虚，久下不能禁锢，直下久不止。

鹜泄：为湿兼寒，所泄澄澈清冷，有如鸭粪，尿色白。又名鸭溏。

［鉴别要点］泻时无腹痛为湿；腹痛泻白为寒；腹痛肠鸣，痛一阵，泻一阵，泄兼涩滞为火；腹中觉冷，隐隐微痛，下如稠饮，或多求少，或泻或不泻，为痰；痛一阵，泻一阵，腹痛而泻，泻后痛减，为食积；饮食入胃，旋即泻下，完谷不化，为气虚；腹中绞痛，下无休时，下如蟹沫，为气食交并。

（一）审因

湿胜则濡泄。脾土受湿，不能渗化，水谷不分，并入大肠，成为泄泻。有兼风、兼热、兼寒、兼食、兼气、兼痰等型。

（二）辨脉

脉沉迟为寒，数为火，缓湿甚。沉缓弱小，为脉症相应，为顺；浮大弦急，为脉症相悖，为逆。

二、治疗

初泻宜利水，补脾，补元气。久泻宜补肾，补下元取神阙（灸）、三阴交（补）、天枢（有积滞者泻，止泄者补，视症状之虚实而行补泻，或先补后泻，或先泻后补）。

飧泄：选加上巨虚，腹胀加中脘；小腹痛加下巨虚，或加阴陵泉。

溏泄：肠垢加地机、太冲。

濡泄：加脾俞，兼腹痛加膀胱俞、阳纲。

滑泄：加梁门、意舍、关元（均补）。

鹜泄（鸭溏）：选灸神阙、石门、关元、曲骨、天枢。

食积：加梁门、关门、天枢。

痰泻：加中脘、足三里（均补），丰隆（泻）。

三、病例

例一：孙某，女，40 岁，干部，1963 年 7 月 2 日初诊。

患者感小腹钝痛，泄泻，日达 8 ～ 9 次。此系濡泄，湿邪内盛。取天枢（泻），三阴交、足三里（均补），神阙（隔盐灸）。治疗 1 次泻止，2 次痊愈。

例二：陈某，女，39 岁，干部，1964 年 3 月 1 日初诊。

患者受冷后，泄泻肠鸣，一夜达 8 次。此系濡泄，冷湿内盛。取天枢、合谷（均泻），三阴交、足三里（均补），神阙（灸）。治疗 1 次痊愈。

例三：黄某，男，59 岁，商人，2008 年 5 月 5 日初诊。

患者发热口渴，肌重喜睡，经某医师诊断为湿温，连服中药 20 多剂，转成泄泻。现神识不清，身热不退，舌强，语謇。此系溏泄兼受暑邪。用太乙神针灸神阙、气海、关元、三阴交、足三里，并针泻合谷、曲池。治疗当晚泻即止，连续针灸3天，痊愈。

例四：陈某，男，58岁，店员，2000年11月6日初诊。

患者赴宴，当天半夜溏泻，腹痛肠鸣，小便清，脉沉迟。此属食积溏泻。先服桂附理中丸，次服香正气散，均无效，要求用针灸治疗。隔姜灸神阙、天枢、气海，针合谷、足三里（均泻），当夜泻止。

【按语】以上泄泻4例均以神阙穴为主而收效。《针灸资生经》治泻，有"脐中第一，三阴交等穴，乃其次也"之评价。《扁鹊心书》亦重用神阙治吐泻。可见神阙治泻，确有立竿见影之效。前两个病例，症状轻，但湿邪内盛，日泻八九次，故兼取三阴交、足三里等穴。后两例病情较重，且患者年老，故加用天枢、气海等穴。明代虞抟曾用灸气海、天枢，救回吐泻三日之垂死病人。可见气海、天枢合用治泻之能力，与神阙相伯仲。故第三例加气海，第四例加气海、天枢以治较重之泄泻。

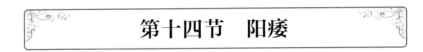

第十四节　阳痿

一、概述

本病以阴茎不能勃举，气不从心为主症。笔者认为，其有无病三型、病态三型。

无病：①恐惧气馁：如突逢外来惊怖等。②气血上注：气上不下，如白天用脑过度，则气血上注而少下行，而出现阳痿不举。③先天薄弱：即先天不足。

病态：①肾水不足：梦遗成疾，失眠，心悸，头昏，性情急躁。②命门火衰：无梦而遗，甚至滑精，头晕，目眩，畏寒肢冷。③湿热：下肢酸困，小便短赤。

（一）审因

水火平衡协调，则神合其气，气能从心指挥而阳举。水火不平，如有火无水，或有水无火，或水火淫盛而运转乖舛，流为湿热，均能导致阳痿。如早婚纵欲，或犯手淫，或思虑隐情，"有动乎中，必摇其精"，则"神摇于上，精遗于下"，均能渐使命门火衰或肾水空虚，而成阳痿。

（二）辨脉

脉多细弱或濡细。

二、治疗

本病以关元、气海（均补）为主。水不足加太溪、太渊、大陵；火衰加大敦、曲泉、太冲；梦遗加心俞；遗精、滑精加心俞、肾俞、曲骨；湿热加三阴交。

三、病例

例一：倪某，男，26岁，干部，2009年6月6日初诊。

患者从15岁起，阴茎即不能勃起，至今已11年，曾服补肾药未见效，脉弱。此系肾水不足。取关元、气海、大敦、肾俞、曲骨、曲泉（均补），共治疗25次而痊愈。

【按语】肝主宗筋，宗筋即阳具之根。宗筋强则阳痿愈。肝经上会任脉于关元、曲骨。本例取肝经之井穴、合穴与关元、曲骨，加上肾俞补肾、气海壮气，意在使水生木，乙癸同源，肝经、肾经、任脉互通，气足而液生，故11年阳痿得愈。

例二：杜某，男，34岁，干部，2010年7月2日初诊。

患者患阳痿将近半年，服补药未见效，脉弦细。此系气血上注。取关元、肾俞、三阴交、曲骨（均补），治疗4次痊愈。

【按语】本例患者阳痿未及半年，可知其以前并无此病，此非先天不足，乃工作劳神，气血上注所致。故补关元、曲骨以下达宗筋，并补健脾肾，治疗仅4次而病愈。

例三：林某，男，27岁，干部，2006年10月3日初诊。

患者结婚后方发现阳痿，服药后仍未见效，几年不能行房事。苔薄，右尺脉弱。此系命门火衰。取关元、气海、心俞、肾俞、太溪、大陵、太冲（均补），治疗13次痊愈。后一年余，其妻子生一男孩。追访多年，均正常。

【按语】婚后方觉阳痿，此《辨证录》所谓心气不足，必上补心而下补肾，后补相火始能起痿。故本例取补心经、肾经、心包经、肝经及任脉要穴，意在令心肾双旺，心火能带动相火，摄引肾水，宗筋强而不痿。

例四：罗某，男，15岁，农民，1971年3月3日初诊。

患者于12岁时，与童养媳成婚，不久即患阳痿并遗精、滑精。开始只睡时遗精，至1971年春季，病情发展到白昼醒时亦滑精。经常卧床呻吟不止，起则摇摇欲仆。此证系下元大亏，精关不固。建议患者立即停止同房，同时给予治疗。取心俞、肾俞、气海、关元、太溪、太渊、曲泉、大敦（均补）。

连续出诊7次，患者能步行约10里到大队保健站来针治，取穴均同上。又连续治疗35次，患者前病悉除，已照常参加农业劳动。截至1973年，追访多次，身体健康，旧病全消。

【按语】患者12岁时与童养媳成婚，经三年多之同房生活，从睡时遗精逐渐发展到醒时常滑精，卧病呻吟，正面临性命危亡之趋向。本例补心俞、肾俞以止遗精，关元、气海以固元气，大敦、曲泉以壮宗筋，太渊、太溪以补肾水。另外，本例更重要的在于停止其同房生活，断性欲以配合治疗，终能挽危树于将倒，得以康复。

第十五节　痢疾

一、概述

本病以大便时里急后重为主要症状，再根据以下症状辨证：色白而脓多，为伤于气；色赤而血渗，为伤于血；赤白兼见，脓血交杂，为气血俱病；色淡黄夹白，为食积而气伤；纯下清血，为伤风；色如豆汁，为湿盛而血败；色微红焦黄，为热毒；色紫黑带血丝，为瘀血；色如鱼脑，为脾虚失运，陈腐添积；色如冻胶，为肠胃冷而真液下脱；色如白脓，为虚而夹热；色如清涕，为虚而夹寒，下元虚弱；色如沟水尘腐色，为元气弱极；色如猪肝、鸡肝，为百脉俱伤。

另外，根据兼症可断表里、虚实、寒热：胀满恶食，急痛拒按，为实；不恶食，腹痛喜按，为虚。痢毕，后重减轻，为实；痢毕后重不减，为虚。新痢而后重，多实；久痢而后重，多虚。口渴喜冷饮，为热；口渴喜热饮，为寒。下痢而溺短赤涩，为热；下痢而溺短清白，为寒。初痢，恶寒发热，头疼身痛，为兼表证；初痢，心烦口渴，腹疼呕吐，为里实证。先泻后痢，为脾伤及肾，贼邪难愈；先痢后泻，为肾传脾，微邪易愈。

（一）分型

1. 久痢

久患赤痢或白痢，时间延续到 1 个月，甚至半年，患者石门穴处按之硬如铁石。下痢不多，或只觉里急后重，而无物泻下，每日 10 余次，甚至数十次不等。亦有下不禁，泻而不存者。如不急救，则出现手足厥逆，呕吐作，而成噤口之危证。本型包括以下几种类型：

（1）休息痢：下痢久延不愈，屡休屡发，或轻或重。发作时，腹痛，里急后重，下脓血；休止时，大便时干时稀。

（2）噤口痢：下痢赤白，饮食不进，食则恶，手足逆，时常作。

2. 轻症

患痢时间短，急后重，下脓血，若不根治易迁延而成久痢。

3. 赤白痢

由于气血两伤，表现为赤白交杂而下。

（二）审因

饮食生冷油腻，滞留于肠胃，湿热交蒸，一时伏而不作。若逢外邪暑湿风寒侵袭，外内之间，同气相求，兼调摄失宜、起居不时，导致痢疾。

（三）辨脉

脉沉小滑利为顺，浮洪弦数为逆，洪弦属病重，浮大为病未止，微弱为病自愈，弦急为难治。初痢，身热，脉浮，宜解表；初痢，身热，脉沉，可攻下。久痢，身热，脉虚，属正虚，可治；久痢，身热，脉大，属邪盛，难医。

二、治疗

本病以调气行气为主。

1. 久痢

石门、神阙（均灸），水分（便中含水多者，加灸）。对症选取下穴：

（1）章门、天枢、中脘、通关（中脘左右各0.5寸处）、脾俞、胃俞、长强穴下2分处（针2～3分，不灸）。

（2）里急后重而下粪绝，谓之结肠，取结肠（脐上0.5寸，旁开2.5寸，针或灸）。

（3）不泄或泄下绝少，用鸡爪针法刺大肠俞。正刺一针，左右斜刺两针，如鸡足之有三爪，故名鸡爪或鸡足针法。

（4）用鸡爪针法刺大肠俞后，如能一天泻下多次至十多次，则病减，应即补石门（灸），脾俞、胃俞（针）。泻不止，可灸长强，在尾闾上5寸、旁开2寸处各灸2～3壮。

（5）久痢应灸神阙、尺泽及其两旁通关（尺泽左右各0.5寸处，此穴与中脘左右旁开0.5寸分处之通关穴，名同穴异），可灸1壮，或针补足三里（均以多推重补为主）。

（6）下痢后，若头昏、眼花，可于百会、神庭、大椎加灸，或加针太阳。

（7）休息痢可参考选用上穴，另可选取气海（灸），照海（泻），隐白、内关、申脉、外关、内庭（补多，泻少）。

（8）噤口痢，应酌情选用上穴，并加针天突、俞府。

2. 轻症

天枢、大肠俞、中脘、石门、足三里、白环俞（针或灸）。

3. 赤白痢

神阙、天枢（均灸），内庭、气海、隐白、中脘、内关、申脉（针或灸，应补气泻邪），外关、照海（均泻）。

第十六节 小便异常

一、概述

醒时遗尿为小便不禁；睡中不自主排尿为遗尿，俗称尿床。前者多见于老年人及成年人，后者多见于儿童，个别亦出现于成年人。

（一）审因

小便不禁，多属于虚寒，系命门阳衰，不能约束水液，或脾肺气虚，不能约束水道。遗尿，多因素禀阴气偏盛，阳气偏虚，膀胱与肾气俱冷，不能制水。夜卧时，阴气渐盛，阳伏于内，不能制阴，故遗尿。

（二）辨脉

尺脉虚弱沉滑，如反浮大，为脉症相反，属于逆证，难治。

二、治疗

1. 小便不禁

中极、关元、曲骨（均灸），石门、膀胱俞、肾俞（灸，或针补）。小便不禁消除后，可改取水分、会阴（均灸），小肠俞、膀胱俞、命门（灸或针补），以巩固疗效。

2. 遗尿

关元、气海、三阴交、肾俞、太溪、命门（选灸或针补）。

三、病例

例一：吴某，男，12岁，学生，1993年12月28日初诊。

患者从三四岁开始尿床，每夜必遗，甚至一夜遗 2～3 次。脉弱，舌色淡，无其他症状。此属肾虚。取肾俞、三阴交、太溪（均补），并灸气海，治疗 7 次痊愈。

例二：林某，女，19 岁，学生，1995 年 7 月 20 日初诊。

患者自幼遗尿，每夜必遗，多方服药未见效。月经多后期 3～5 天，每次经来量少、色淡红，3～4 天即净，经来无腹痛。脉弱小。此属命门火衰，宜补肾中元气。取肾俞、三阴交、太溪、命门（均针补），并灸关元、气海。治疗 15 次痊愈。

例三：罗某，男，67 岁，农民，1972 年 3 月 31 日初诊。

患者腰酸肢倦已两三年，小便多，夜间尤甚。开始时小便难以自我制约，淋沥滴下，逐渐发展到小便不禁，大量溺下。取关元、中极（均灸），针膀胱俞、肾俞（均补）。经针灸治疗 8 次，小便不禁症状消失。又取水分、曲骨（均灸），针膀胱俞、命门（均补），继续针灸治疗 6 次，疾病痊愈。

【按语】"肾开窍于二阴。"前阴之关门不固，当责之于肾。遗尿较轻，小便不禁较重，治法亦有轻重之异。上三例中第一例尿床 7 年多，且患者年幼，故只以气海、肾俞、太溪等补肾而愈。第二例亦属遗尿，病已十几年，略重，故同上例取穴外，另取关元、命门补肾阳。第三例属小便不禁，症较重，而患者年老，故除补肾外，辅以与肾相表里之膀胱背俞穴，并补元气，方得收功。

第十七节　癃闭

一、概述

"闭"为暴病。其症为小便点滴而下，小腹内急胀满。"癃"系久病，其症为欲解不解，屡出而短少。"癃"古代谓之"淋"（宋代陈言《三因极一病证方论》"淋闭叙论"），近代则以小便不通统称为癃闭，不与淋病混为一谈。

癃闭辨证分上、中、下三焦：①上焦：肺中伏火，火不降而液不升，则口渴、尿阻。②中焦：脾胃受阻于湿热。湿热俱盛则口渴，不喜饮，尿阻；热盛则消谷善饥，气逆胸满，尿难；湿盛则食不下，身重，泄泻，津液偏渗于大便而小便涩。③下焦：病在肝肾，有阳虚、阴虚、气虚、转胞等类型。阳虚则见憎寒喜暖，手足厥冷，小腹如冰，小便闭；阴虚则见内热心烦，口不渴，脚膝软酸，阴汗阴痿，足热不能履地，肌黑尿阻；气虚则见唇不焦，口不渴，气怯而语言无力，面色萎黄，溺时乏力送出；转胞多为孕妇胎满，尿道受压，脐下并急而痛，不能小便。

（一）审因

《素问·灵兰秘典论》说："膀胱者，州都之官，津液藏焉，气化则能出矣。"又说："三焦者，决渎之官，水道出焉。"故闭证责在三焦、膀胱。

（二）辨脉

洪数为有热，弦大为水液偏渗，细微为中气不运。左尺洪数为热结下焦，左尺虚浮为肾气不足。尺脉浮，或涩，或缓为小便难，溺有余沥。细弱为气虚；沉迟为阳虚；细数为阴虚。

二、治疗

小便不通，口渴，脐下冷：偏历、列缺、少府（均泻），并选灸下穴：膀胱俞、胸门（左水道）、石门、神阙、营冲（足内前，后陷下处，动脉应手索之，又名营池，左右两足共4穴）。

中焦湿热，小便不通：阴陵泉、关元（均补），足三里、水沟（均泻），水道（先补微泻），阴包（先补后泻）。

下焦：阳虚取百会、关元、命门（均灸），并选灸神阙、水道；阴虚取行间、大敦、照海（均泻），三阴交（补），曲骨、水道（先补后泻）；气虚取偏历、关元、水道，气海、天枢（灸或针补）。

转胞：关元（补）、曲骨（先补略泻）。

三、病例

例一：田某，女，42岁，干部，1964年因肝区疼痛肿大住院，7月2日会诊。

患者小便不通达1天，小腹略胀急。口干，苔腻，脉沉弱。此属上焦伏火，治宜补气泻火。取期门、章门、水沟（均泻），关元、气海（均补）。针刺半小时后，小便通畅。

例二：吴某，男，44岁，1967年因痔疮住院，6月1日会诊。

患者经插"枯痔钉"法治疗，术后小便不通已大半天，小腹拘急，肿胀疼痛。此系肛门直受枯痔钉穿插后，逼迫膀胱、尿道而引起小便不通，与妇人胞满迫而引起小便不通有相似之处，治宜疏通尿道。取水道、水沟、足三里（均泻），阴陵泉（补）。治疗不及10分钟，小便即通。

【按语】第一例病从内起，第二例病从外来。前者以肝区疼痛肿大为本病，而小便不通乃一时出现之标病。从口干、苔腻诊知其湿热从中而上蒸，使上焦伏火，故除选用治肝各穴外，加泻手足阳明与督脉相交会之水沟穴，釜底抽薪，上焦伏火可除，而小便通。第二例系治痔疮采取插"枯痔钉"手术，以致直肠壁挤压尿道，引起小便不通。此压为外来，但又不可拔除而使痔疮治疗落空，故合用几组利尿穴，以加强利尿之力，使小便得通。

第十八节　胃下垂

一、概述

本病多因膈肌力量不足，支撑内脏器官韧带松弛，或腹内压降低，腹肌松弛而致。临床常见心窝胃脘部压重、头痛、眩晕、嗳气、嘈杂，甚者小腹胀满，大便时秘时溏，失眠，食欲不振。经X线检查可确诊。

（一）审因

脾气虚导致腹腔内组织弛缓，不能牵提，遂使胃腑下垂移转；或因饭后立即久行远步，时久所致。

（二）辨脉

脉多缓弱。

二、治疗

百会、涌泉、关元、天枢、梁门、足三里、阴陵（均补）。针后 1～2 小时内应避免久行远步，最好多卧多坐。

三、病例

例一：林某，女，64 岁，家庭妇女，1990 年 3 月 26 日初诊。

患者从 28 岁开始，心窝部常有压重感，头痛、眩晕、嗳气、嘈杂。曾经上海某医院 X 线检查诊断为胃下垂。以后症状日趋严重，腹胀满、失眠、便秘，有时亦泄泻。消化功能日趋衰退，形体日瘦。1955—1960 年，每年需用腹带 6 条束于腹部周围。上海某医院建议做剖腹手术，用特制金钩将胃吊起，以弥补腹壁肌肉与肝结肠纽带弛缓所失去之吊引作用。但患者不同意，于 1960 年来诊。此属肝木克土，腹内组织弛缓，而致胃下垂。治疗宜补脾肾。取涌泉、百会、关元、气海、胃俞、天枢、带脉（均补）。连续治疗 14 次，下垂症状消失，并经 X 线检查证实痊愈。追访 10 余年，无复发。

例二：翁某，女，35 岁，干部，1993 年 4 月 1 日初诊。

患者五六年前开始时感眩晕，常感心窝压重，小腹胀满，以手轻拍颤动如水袋，身体瘦削，饮食日减，食后常恶心。经某医院几次做胃肠钡剂检查，均确诊为重度胃下垂。此系脾胃弱，长期饭后步行，引起胃下垂。治疗宜补脾肾。取百会、涌泉、关元、气海、梁门、中脘、阴陵泉、足三里、大椎（均补）。连续治疗 45 次，痊愈。

【按语】"肾者，胃之关。"肾脉与任脉会于关元。人身任督二脉，前后上下相通，《针灸大成》所谓"可以分，可以合，一而二，二而一"。第一例取涌泉、关元、气海，意在通所谓"胃之关"之肾脉，交于任脉。又取百会，以百会为督脉与手足三阳之会穴，包括与胃脉相会在内，加取天枢等胃经之穴，督脉与胃脉亦相通。任督前后循环如小周天，对胃起上引下托作用，使下垂之胃还原上升。第二例取穴与第一例略同，加大椎实因其与百会同系手足三阳与督脉相会之穴，亦通于胃经。督脉中百会加大椎，与任脉中关元加气海，均可增加任督二脉之流通，有上引胃与下托胃之作用。

第十九节　伤风

一、概述

伤风是由风邪侵袭人体引起的常见外感热病。临床常见鼻塞、流涕、咳嗽，或咽干喉痛，或鼻燥，或自汗恶风，或无汗恶寒，头项强，身疼，壮热，头晕，目眩，呕吐，心烦潮热。

（一）审因

肺主气，开窍于鼻，外合皮毛。气能卫外，则风邪不能为害；气虚则毛窍不固，风邪乘而入。故本病症状多先出现于鼻、咽喉、皮肤。

（二）辨脉

脉浮而兼见弦、洪或滑等。

二、治疗

外关、合谷、肺俞（均泻）。

痰多：加丰隆（泻）、中脘（补）、足三里（先补后轻泻）。

咽干喉痛：加少商、商阳（均泻）。

汗多：取合谷（补）、复溜（泻）。

无汗：取合谷（泻）、复溜（补）。

头项强痛：取太阳、百会、风池（均泻）。

腹胀，脘闷，呕吐：取间使（先补后泻）。

身疼，壮热：取太冲、合谷（先补后泻），大椎（泻），关冲（放血）。

心烦，潮热：取间使（先补后泻），三阴交、意舍（均补），谵语、阳纲（均泻）。

第二十节　腰痛

一、概述

腰痛是以腰部一侧或两侧疼痛为主的常见症状。两次应从腰痛性质、位置、活动反应、肌肉表现、兼见症状等方面来诊断。下面列表（表3-20-1，表3-20-2）阐述古今腰痛辨证。

表3-20-1 《黄帝内经》辨腰痛

	性质	位置	活动反应	兼见症状	反应点
太阳（解脉衡络，飞阳）	如负重物，如带之引，如腰之折	痛引项、脊、尻、背、肩等处	如系举重所伤，则不可俯仰，仰则恐仆	目䀮䀮，遗尿，善恐，善悲，怫郁若欲肿	委中、委阳、殷门
少阳（同阴，肉里）	如针之刺，如小锤垫阻	痛在皮下之内	不可俯仰回顾，否则咳，咳则筋缩急	怫郁发肿	阳陵泉、阳辅
阳明			不可回顾，回顾则视觉幻见	善悲	足三里、上巨虚、下巨虚
少阴（昌阳）	牵引感	引脊内部，引膂		目䀮䀮，严重则腰向后弯曲，舌卷不能言	复溜
厥阴	筋急，如张弓弦	在腰内部		语言时安时静，无智慧	蠡沟
太阴（散脉）	如木棍梗塞	在腰内部		热甚则心烦，遗尿	地机

表 3-20-2　近现代辨腰痛

	性质	位置	活动反应	肌肉表现	其他
肾脏痛	持续钝痛，偶有阵发剧痛或放射痛	多在上腰部脊柱侧旁，或放射向下腹及腹股沟	与体位活动关系不大	腰肌不紧张	尿少，尿频，尿痛，尿血，尿浊
急性痹痛	喜热畏寒	范围广，痛多不固定		腰肌多不紧张	与气候关系大
妇科病	多持续钝痛	多在下腰部		无腰肌紧张	经病、带病
肥大性脊柱炎	晨病重，活动后轻，遇热痛亦轻	痛在脊柱正中，范围较广	脊柱各方面活动均受限制	腰肌紧张	多见于重体力劳动
强直性脊柱炎		范围较广	运动功能障碍，晚期腰椎逐渐变弯	腰肌紧张	多见于青壮年
腰椎间盘脱出	放射痛	沿一侧下肢坐骨神经方向放射	运动功能受限，喷嚏，咳嗽均可引起剧痛。与体位活动及加大腹压有关	肌肉紧张明显	负重活动体位不当引起
腰椎结核	起病缓慢隐痛	疼痛限于第1～2腰椎	运动功能障碍	腰肌紧张	微热、盗汗、虚弱等症状
骨质软化	腰肌酸痛	范围较广			四肢乏力，骨骼弯曲变形
劳损	一般为局部痛，急性发作可有放射痛	多在下腰部，或可放射向大腿后侧	单一方向运动功能障碍，休息后减轻	腰肌紧张	有外伤或劳力过度之经历

（一）审因

诸经皆络于肾，肾气虚，风湿寒热等均易入侵，而腰痛生。他如坠伤、过劳、血涩、气滞等，亦可致腰痛。

（二）辨脉

脉细无力为阳虚，脉洪无力为阴虚。脉浮为风，紧为寒，缓为湿，涩为瘀血，沉为气滞。

二、治疗

肾俞、委中（均补），环跳、水沟（均泻），阿是穴（泻，或先补后泻）。

背腰连痛：加白环俞（补）。

腰膝强痛：加交信（补）。

小便频多：加命门（补）。

腰连脚痛：取环跳（补），行间、风市（均泻）。

腰尻脊背痛，足疼不能履地：加昆仑（泻）。

太阳腰痛：取委中、委阳、殷门（先补后泻）。

少阳腰痛：取阳陵、阳辅（均泻）。

阳明腰痛：取足三里、上巨虚、下巨虚（均泻）。

少阴腰痛：取复溜（先补后泻）。

厥阴腰痛：取蠡沟（泻）。

太阴腰痛：取地机（先补后泻）。

三、病例

例一：林某，女，81 岁，家庭妇女，1985 年 3 月 1 日初诊。

患者腰痛，行走迟缓，由其女扶持来诊。经检查患者腰肌不紧张，腰下钝痛，悠悠不止，活动时疼痛并不增加。此属肾衰腰痛，应补肾。取肾俞、委中（均补），环跳、水沟（均泻）。治疗 2 次腰痛减轻，7 次痊愈。

例二：沈某，男，45 岁，干部，1976 年 6 月 10 日初诊。

患者腰痛已近 3 年，持续钝痛，肌肉不紧张，喜按，肾俞及腰眼均有反应点。无其他疾病，已服腰痛药未见效。此属肾虚，应补肾。取肾俞、委中（均补），水沟、环跳（均泻），加灸腰眼。治疗 9 次痊愈。

【按语】《素问·脉要精微论》载："腰者，肾之府，转摇不能，肾将惫矣。"腰痛可视为肾将惫之前奏。治腰多先补肾，所谓上工治未病，即将惫而尚未病之部，先加以治疗。上两例均属肾虚而发生腰痛，故先补肾俞、委中以补肾，次泻环跳，此系太阳、少阳之会穴，彼补此泻，促使两脉气血流通，则通则不痛。督脉为"阳脉之海"。泻督脉之水沟，将督率以上经脉，起止痛作用。第一例患者年已81岁，用此四穴治疗，疗程短而疗效高。第二例患者尚属壮年，以其喜按，知其病在内、在阴，故加灸腰眼。治疗比第一例反多2次，疗效尚满意。

例三：张某，男，23岁，工人，1974年初诊。

患者腰肌紧张，隐痛不止，经常低热、盗汗、食欲不振。腰部痛点在第3、4腰椎。患者曾在两家医院治疗，未能见效，并经检查确诊为腰椎结核。现卧床不起，只能上门诊治。此属腰椎结核，治宜补水泻火。取肾俞、肺俞、委中、阳陵泉（均补），环跳、水沟、八髎、后溪、足三里（均泻）。治疗7次，腰痛大减，能下床缓步行走。更用野麻草120g，羊肉250g，酒75mL，加水75mL，炖服5次，用以防治。继续用上穴针刺3周，诸症悉除，行走如常。后3年追访3次，均无复发。

【按语】腰椎结核多从肺结核移转而来，故患者有低热、盗汗等与肺结核同样的症状。治疗必须从流寻源，补虚泻实。拟肺肾同补，加泻心火，使金生水，土生金，而火不能克金，加以结核验方，虽仅治疗1个月但疗效满意。

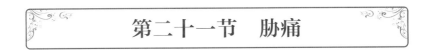

第二十一节　胁痛

一、概述

胁痛以一侧或两侧胁肋部疼痛为主要表现。临床可根据以下辨证：按之痛，不按亦痛，痛不休止，而不膨胀，为血痛；痛时作时止而膨胀，得吸即宽，为气痛；右胁下结块，胸腹饱闷，为食积；咳嗽引痛，喘急发热，为痰结；两胁下痛引少腹，满闷拒按，烦躁善怒，为肝实；目眩耳聩，爪枯色青，善恐，遇劳则甚，或忍饥即痛，胁下筋急，不得太息，为肝虚；隐隐作痛，连及腰胯，空软喜按，为肾虚；时痛时止，暴发剧痛，为火郁。

（一）审因

肝胆二经布于胁，而心包络之经筋亦挟胁。肝脉布于肋（胁下为肋），而脾之经筋亦结于肋。胆之经筋过季胁（肋下为季胁），而肺之经筋亦抵季胁。又胆经过于䏚（季胁下为䏚，即第 12 肋软骨下方之软组织部分）。故胁痛多涉及肝胆，又不仅限于肝胆。内则悲饮食，外则风寒湿火等均可导致胁痛。

（二）辨脉

脉弦涩者顺，洪大者逆。

二、治疗

一般治疗：取支沟、章门、外关（均泻）。

血痛：加期门、膈俞、肝俞（均泻）。

气痛：加气户、华盖、阳陵泉（均泻）。

肝实：加行间、丘墟、涌泉、期门（均泻）。

肝虚：加肾俞、太溪、关元（均补）。

食积：加不容（泻），阴陵泉、三里（均补）。

痰结：加足三里（补）、丰隆（泻）。

肾虚：加肾俞、太溪、太洲、间使（均补）。

挫闪：加阳陵泉、天应（均泻）。

三、病例

例一：黄某，男，13 岁，学生，1986 年 5 月 6 日初诊。

患者在学校与同学打排球后，流汗，口渴，连吃 2 个冰淇淋。回家途中，一路烈日暴晒。次日午睡时，胁肋间突然剧痛而醒，呼号辗转床上，时而伏于枕席之间。痛点拒按，脉急，苔腻。此属暑与寒饮交侵胁部，宜泻少阳经。急取章门、期门、支沟、外关（均泻）。治疗数分钟后，胁痛由渐减而消失。

【按语】"急则治标。"患者呼号辗转床上，胁部剧痛已达不能忍受程度，其急可知。故取与痛部邻近之足厥阴经之期门、章门穴，更取手少阳经之支沟、外关穴。因其痛在躯干上部，故不取足少阳，而取手少阳。如此远近交取，厥阴与少阳同取，如电之阴阳极之异性相吸，故胁痛即除。

例二：郭某，男，41岁，1994年6月1日初诊。

患者干呕、胁痛，大便已秘结2天，小便正常，苔厚稍干，脉缓。此属气痛，宜泻火疏肝。取支沟、阳陵泉、章门、间使、气户、照海（均泻），气海（补）。治疗1次胁痛即止。连续治疗3次，干呕及便秘亦除。

【按语】"急则治标，缓则治本。"本例患者干呕、胁痛、便秘、脉缓，病在缓与急之间。故取章门、阳陵泉等穴，循肝胆经以去痛，用气户、支沟、照海等上下交取以下气平呕，更补气海以治本。本标兼顾，胁痛愈而兼症亦除。

第二十二节　胸痛

一、概述

胸痛为胸部疼痛，与胸痹、胁痛、胸痞、结胸、肺痈、胃痛等症，颇易清混，须加区别。胸前满塞，喘息咳唾，水谷不能下，胸背痛，为胸痹；痛连两胁，为胁痛；胸中满塞而不痛，为胸痞；伤寒表邪未解，太早攻下，从心下满而痛，为结胸；痛久不散，寒热咳吐腥痰，按之愈痛，为肺痈；痛在歧骨之下，为胃痛。

辨证：胸痛牵引胁下，为肝虚；胸痛引小腹，为肾虚；胸痛引背膊臂，为心火盛；胸痛引胁肋髀外侧皆痛，为胆实；胸痛引背，食少，体倦，遇寒频发，为脾肺俱虚；胸痛胀满，咳嗽气逆，甚则不能侧卧，为外感；胸痛隐隐，痛缓而来渐，久而不愈，饮食渐少，为内伤。

（一）审因

五脏六腑及心包经等经脉，俱行于胸，或行于胸之前、后部。故胸痛虽最关于心肺，但与其他脏腑皆有关系。如外邪侵肺，心火克金，食伤、肾虚、痰结、停饮、气滞、血瘀等皆可导致胸痛。

（二）辨脉

脉浮大多为风热，浮紧为寒，沉紧多为伤寒误下，滑大为痰，洪数主火，弦数为肝胆实，迟微为虚。

二、治疗

1. 积年胸痛

取穴：足大趾半甲半肉当中处，男左女右，灸 7 壮。太冲针（泻）后灸 3 壮，独阴灸 5 壮。章门针（泻）后灸 7 壮。术毕立愈。若不愈。再同法针灸治疗，以愈为止，奇效。(《针灸集成》)

2. 乳旁气痛，时痛时止

取穴："对过阿是穴"针后加灸。乳旁气痛，曾经针肝俞、阿是穴、手通关（尺泽左右约 0.5 寸陷中）、足三里、中脘、通关（中脘左右 0.5 寸）、上脘等穴，均不见效，嗣在乳旁痛上相对应背部，指按有反应处，先针后灸，一治而愈。由是称此相对应背部反应点为"对过阿是穴"，以区别于"阿是穴"。

3. 胸部跌打痛

凡打伤作痛，必因瘀血停于内，阻气血不得流通，跌打药既治不效，针灸可以治之。

取穴：阿是穴、对过阿是穴、膏肓俞、大肠俞（针泻、灸可以兼施），愈后，补关元或气海以调理之。

秘传取伤穴法：倘其人胸部被伤，则其背部对正处，必有反应点痕迹。背部被伤，则其前胸必有反应点痕迹。寻反应点痕迹处，加以针或灸，神效。此即上文所谓"对过阿是穴"。但轻伤则无此反应点痕迹。

4. 胸痛

一般取穴：大陵、中脘、上脘（均泻）。

心火盛：加少府、少冲（均泻）。

胆实，胸痛引胁肋髀外侧痛：加阳辅、间使（均泻），太冲（补）。

肝虚，胸痛牵引胁下：加太溪（补），乳根、华盖（均泻）。

肾虚：加肾俞（补），足三里（泻）。

肺脾两虚：加中府、意舍（均补）。

外感：加肺俞、丰隆、风门、内关（均泻）。

内伤：加关元（补），期门、少商（均泻）。

第二十三节　胃脘痛

一、概述

《证治汇补》载：心痛在歧骨陷处，胸痛则横满胸间，胃脘痛在心之下。《素问·六元正纪大论》谓："民病胃脘当心而痛。"可见，心、胸、胃之痛，不可不辨。后世方书，亦有混称，实属不妥。

胃脘痛分9种：①气痛：游走不定，胸臆相引，或连胁肋，闷结恶心，得嗳觉舒。②血痛：痛有定处，转侧反剧如锥刺，或有积块。③热痛：或痛或止，舌燥唇焦，溺赤便闭，喜冷畏热。④寒痛：其痛暴发，绵绵不休，手足厥冷，口鼻冷，喜热畏寒。⑤饮痛：干呕吐涎，或咳或噎，甚则胁下有水声，恶心烦闷。⑥食痛：手不可按，按之愈痛，吞酸嗳腐，不欲饮食，腹胀嗳气。⑦虚痛：亦称悸痛，心悸怔忡，喜按能食，似痛非痛，重则目黄赤而手足青冷。⑧虫痛：面白唇红，或唇舌上有白花点，或口吐沫而饥时更多，痛极如咬，痛定能食。⑨疰痛：猝然而痛，神昏卒倒，痛多牵引，面目青暗，昏愦谵语，脉乍大乍小，两手如出两人。

（一）审因

气血为邪所滞，邪正相搏，壅滞不通而痛生。

（二）辨脉

热则脉数，痰则脉滑，瘀则脉涩，虚则脉濡，外寒脉紧，内寒脉迟，痛甚脉伏，初痛脉多急。

二、治疗

一般取穴：肝俞、肺俞（均补），足三里、太冲、乳根（均泻），膈俞（平补平泻），独阴（灸）。痰多加丰隆（泻）。

冷气冲心痛：内关、太冲（均泻），独阴（灸），脐下六一（灸，即脐下6寸各开1寸），肚脐三角穴（灸，即以患者合口时之口吻横径为1寸，量3寸作等边三角形，以一角置脐中，余二角置脐下，平高，两底角之顶点是穴，又后三角灸）。

寒痛（宜灸）与热痛（宜针）：肝俞、膈俞（均补），上脘、间使、神门（均俞）。如不愈，酌针鸠尾（平补平泻，先使患者举起双手，然后针）。

痊痛：人中、承浆、间使（两针齐下，两针同搅）。醒后选用下穴：百会（梅花刺法，即前后左右各1寸针刺）、风府、风池、合谷、三里、十三鬼穴（人中、少商、隐白、大陵、申脉、风府、颊车、承浆、劳宫、上星、会阴、曲池、舌下两筋）或加后溪、间使（均泻）。

虫痛：上脘及脐上天应穴（灸），则虫动。在虫动处，加按，或加针，或加灸。同时另用姜汁、蜂蜜、酸醋各等份调和口服，使虫退到肛门而排出。

虚痛：一般取穴，加太溪、中脘、建里（均补或灸），章门、不容（均泻）。

血痛、饮痛、食痛；参考一般取穴。

第二十四节　腹痛

一、概述

腹痛是指胃脘以下、耻骨毛际以上部位发生疼痛。胃脘至脐上为大腹，其痛属太阴当脐痛，属少阴肾；脐以下痛为小腹痛，属足厥阴肝与冲脉、任脉。

腹痛多由胃受病，有形之物或无形之气所伤，均易导致腹痛。如暴伤饮食，则脾胃先病而后痛入腹。暴触怒气，则胁肋先病而后痛入腹。血积上焦，脾火熏发，则痛从腹而上攻。血积下部，胃气下陷，则痛从腹而下坠。若伤于寒，痛无间断，得热则缓。若伤于热，痛作有时，得寒则减伤食，得食反痛，便后得减。伤饥，遇饥则痛，得食则安。痰郁，则腹痛而兼吞酸。气搏，则腹痛而兼痞闷。火痛，则肠内雷鸣，冲荡无定，痛处觉热，心烦口渴。虫痛，则痛多吐沫，饥即虫钻，痛定能食，肚大青筋显露。气虚痛，痛必喜按，呼吸短浅。血虚痛，痛如芒刺，牵引不宁。

（一）审因

大腹痛，多因寒邪或食积。脐腹痛，多因痰火积热。小腹痛，多因瘀血及溺涩便秘。

（二）辨脉

脉强气多者，多实；脉虚气少者，多虚。病在经者，脉多弦大；病在脏者，脉多沉微。

二、治疗

一般取穴：公孙、内关（均泻）。

连脐腹痛：加阴谷（补后泻），行间（泻）。

腹痛便结：加大陵、外关、支沟（均泻）。

腹中结块：加照海（泻）。

小腹胀痛：加足临泣（泻）。

腹胀痛：加足三里或水分（均泻）。

三、病例

例一：林某，男，31 岁，工人，辽宁省沈阳市人，1983 年 9 月 9 日初诊。

患者脐腹痛，行动转侧均感困难，先后针刺，或取内关、足三里，或取公孙、天枢，均无效二来诊。经问诊得知，患者脐腹痛如绳束腰牵缚，病在带脉，即用浅针泻足临泣，左穴针尚未退出，痛即止。

例二：黄某，女，38 岁，医生，1993 年 11 月 7 日初诊。

患者前夜因闻叩门声，仓皇起床，回到床上顿觉脐腹痛，口不能言，只用脚轻踢以代呼痛。问其腰脐间是否有如绳带牵束之痛，患者点头，遂用浅针泻足临泣，右穴针尚未退出，痛止。

【按语】《灵龟八法》以足临泣为主穴治带脉所生25种疾病。上两例症状为脐腹痛如绳束腰牵缚感觉，正为带脉所过，故用足临泣，针入尚未退出而病除。此说明按经脉诊断与治疗之重要性。

第二十五节　哮喘

一、概述

哮以喉间有声为主，喘以呼吸困难为主，两者常同时发作，故常哮喘并称。两病虽相似，但不可混同。

哮着重呼吸之声响而言。哮病患者开口闭口，均可闻及痰声。开口发出之声响如"xia"，而闭口听到之声响为"ya"，两音连读恰为"哮"音。中医学认为，哮病由于内存壅塞之气，外来非时之感，膈有胶固之痰，三者相合，闭拒气道，搏击成声，恍如动物之咆哮，故呼为哮病。

喘则以呼吸之气息而言。喘病患者多开口以吐气，《神农本草经》所谓"吐吸"，即气由鼻吸入而由口吐出。气息连续急促奔迫，难以正常呼吸时，头部必动。故喘字由"口"与"耑"（头之意）合成，反映喘病时口开头动的特点。虽喘病有气衰则息微、气盛则息粗之分，但重在气息。

（一）分类

1.哮病

（1）寒哮：内外皆寒，痰液清稀，色白，胸膈满闷，口不渴。

（2）热哮：内热而外受感，为寒包火。痰黏浓稠，痰色黄而不易咯出，胸膈满闷而烦，口渴。

2.喘病

（1）气实喘：呼吸急促，无痰而有声。

（2）气虚喘：呼吸急促，声息低微，气少而不续。

（3）痰喘：喘动有痰又有声。

（4）火喘：乍盛乍减，得食则轻，食后大发。

（5）水喘：漉漉有声，浮肿。

（6）胃虚喘：抬肩撷肚，喘而不休，饮食不进。

（7）肺虚喘：咽干，无津，少气不足以息。

（8）肺实喘：肺胀，上气喘逆，咽中塞，如欲呕状，自汗。

（9）病在下焦：气从脐下直冲气道，吸远，开口出气多。

（二）审因

肺居五脏之上。主气息之升降出入。如七情内伤，六淫外侵，食滞痰积，肾不纳气、则呼吸之气，不得宣畅，遂成哮喘。

（三）辨脉

脉宜浮迟，不宜急数。

二、治疗

（一）哮病

一般治疗：肺俞（针加灸，多灸为妙），尺泽（先补后泻，或灸），大椎（泻）。
头晕痛：选加百会、风府、风池（均泻）。
外感：选加风府、天突、合谷（均泻）。
上焦不舒，气促：加中脘、膏肓俞（均灸）。
中焦不舒，抬肩撷肚，饮食不进：加中脘（灸，或针补），足三里（泻）。
下焦不舒，气上冲：加关元（灸）、肾俞（补）。
痰多：加丰隆、通关（均泻），哮穴（以绳环颈项向前下垂至鸠尾骨尖端，切断，转向后背，绳之中点平结喉，绳之两端合并脊上，尽处即是。灸）。

（二）喘病

一般治疗：肺俞、膏肓俞、肾俞、气海、中脘（选灸或针补），列缺、足三里

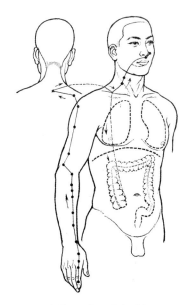

附图 4　手阳明大肠经

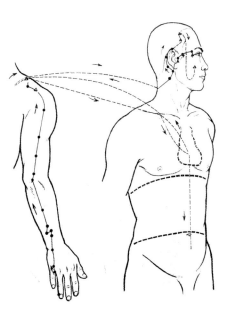

附图 5　手少阳三焦经

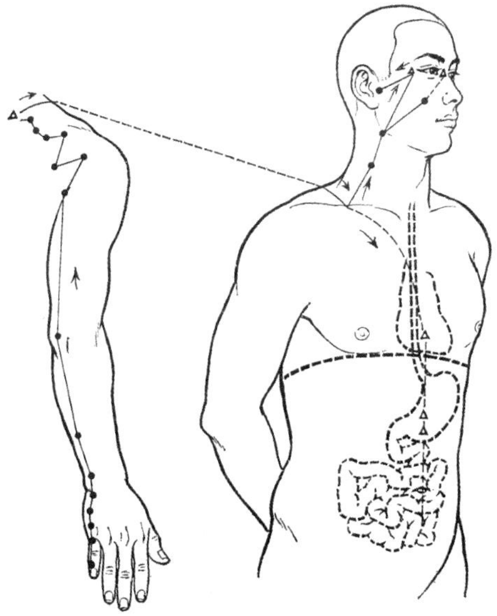

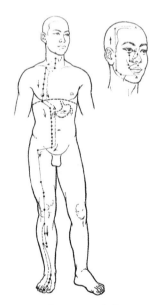

附图 6　手太阳小肠经

附图 7　足阳明胃经

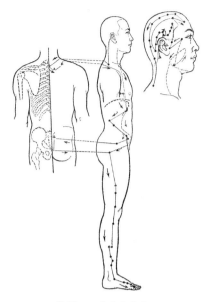

附图 8　足少阳胆经

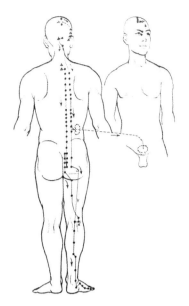

附图 9　足太阳膀胱经

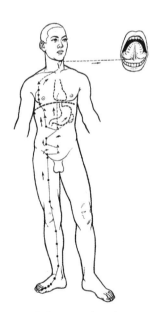

附图 10　足太阴脾经

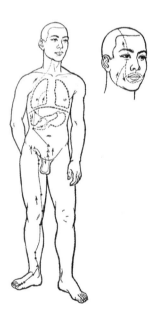

附图 11　足厥阴肝经

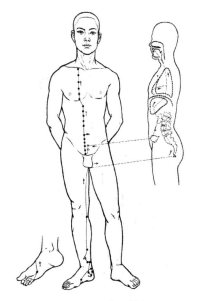

附图 12　足少阴肾经

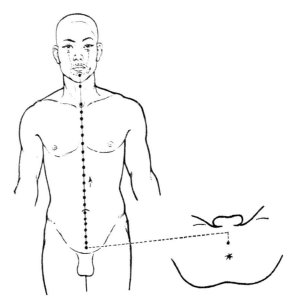

附图 13　任脉

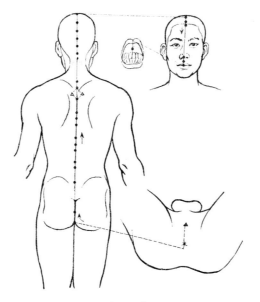

附图 14　督脉

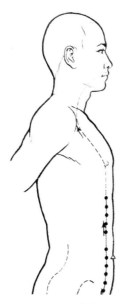

附图 15　冲脉

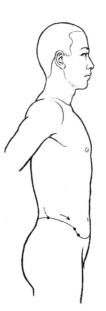

附图 16　带脉

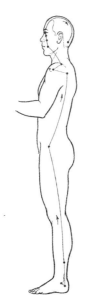

附图 17 阳跷脉

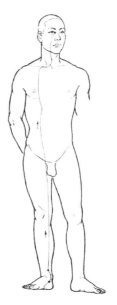

附图 18 阴跷脉

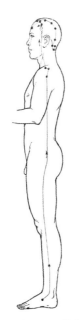

附图 19 阳维脉

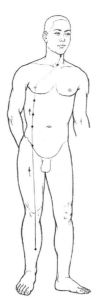

附图 20 阴维脉